Rochard
AF318795

CHIRURGIE D'URGENCE

CHIRURGIE D'URGENCE

INDICATIONS
THÉRAPEUTIQUE OPÉRATOIRE

PAR

Le Dr E. ROCHARD

CHIRURGIEN DES HÔPITAUX DE PARIS

Avec figures dans le texte.

PARIS

OCTAVE DOIN, ÉDITEUR

8, PLACE DE L'ODÉON, 8

1899

AVANT-PROPOS

La chirurgie moderne a aujourd'hui une part considérable dans le traitement d'un grand nombre d'affections qui étaient autrefois du ressort de la médecine, et parmi celles-ci les maladies de l'abdomen occupent une large place. Mais il y a plus : dans cette chirurgie, c'est de la décision et de la rapidité de l'intervention que dépend le succès ; de là une part de plus en plus grande aux *opérations d'urgence*.

Ce sont les indications de ces interventions et la manière de les mener à bonne fin que nous nous sommes efforcé de retracer dans ce petit volume, en restreignant notre sujet aux cas seuls où le bistouri doit être pris immédiatement.

Nous avons donc laissé de parti pris de côté toutes les lésions pour lesquelles une opération n'est pas discutable, ou toutes celles qui permettent d'attendre au lendemain. Nous avons de plus renvoyé aux traités de médecine opératoire pour la description des ligatures ou amputations que les anciens auteurs décrivaient sous le titre de chirurgie d'urgence.

Dans cette *chirurgie d'urgence*, si l'opération elle-même est parfois très délicate, l'indication de l'opération l'est bien plus encore. *Faut-il ou ne faut-il pas opérer?* Voilà le premier problème que nous nous sommes efforcé de résoudre, et c'est pour cela que notre livre s'adresse aussi bien au médecin qui a à faire demander le chirurgien qu'à l'élève qui apprend la chirurgie ou qu'au praticien qui est forcé d'opérer lui-même.

Il est certain que, notamment dans la chirurgie d'urgence de l'abdomen qui fait la plus grande partie de notre volume, nous touchons à des questions dont certaines font encore l'objet de controverses ; mais nous n'avons d'autres prétentions que de donner l'opinion que nous nous sommes formée dans la pratique de très nombreuses opérations d'urgence faites dans les hôpitaux de Paris pendant trois années de clinicat, cinq ans de service de garde et

quatre ans d'assistance dans le service de M. Périer.

Que ce maître nous permette de saisir cette
occasion de lui témoigner toute notre gratitude
pour la bonté qu'il nous a toujours témoignée,
et de lui offrir nos plus affectueux et plus res-
pectueux remerciments pour les conseils qu'il a
bien voulu nous prodiguer, et la confiance qu'il
a bien voulu nous montrer dans l'exercice de
nos fonctions d'assistant dans son beau service
de l'hôpital Lariboisière.

2 janvier 1899.

CHIRURGIE D'URGENCE

I

TRAUMATISMES DU CRANE

Le chirurgien n'a à intervenir d'urgence dans les
traumatismes du crâne que lorsque la boîte osseuse
a été intéressée. (Nous laissons, bien entendu, de
côté les sutures des parties molles qui, là comme
partout ailleurs, sont à la portée de tous les prati-
ciens.)

Le crâne osseux peut être intéressé soit dans une
chute, soit par un corps étranger (armes blanches,
balles, etc.), et ce sont là deux chapitres qu'il est
nécessaire de traiter à part.

TRAUMATISMES DU CRANE OSSEUX PAR CHUTE

Deux cas sont ici à considérer suivant que le traumatisme a produit une lésion de la voûte ou une
lésion de la base. Cette dernière région n'est accessible au chirurgien que dans peu de points ; aussi

n'a-t-elle pas, au point de vue opératoire, l'importance des traumatismes de la voûte que nous allons commencer par étudier.

a. **Traumatismes de la voûte.** — Lorsqu'on est appelé auprès d'un blessé, il faut savoir qu'on n'aura à intervenir que dans deux cas :

1° Quand on sera en présence d'une fracture par enfoncement ;

2° Quand on aura affaire à un épanchement sanguin intra-cranien.

On tend aujourd'hui à revenir au trépan préventif dans le cas où une fracture du crâne sans déplacement, mais avec plaie, peut produire des phénomènes d'infection ; mais cette manière de faire n'est pas encore entrée dans la pratique courante. Nous en parlerons plus loin, et une bonne désinfection de la plaie, minutieusement faite, suffit presque toujours pour conjurer les accidents.

Traitement des fractures par enfoncement. — La première chose à reconnaître est la présence de cet enfoncement. Deux classes de signes peuvent le déceler : les signes objectifs et les signes subjectifs.

Les signes objectifs sont la crépitation que peut faire naître le frottement des fragments les uns sur les autres, la dépression facile à sentir sous les doigts ; mais il faut savoir que très souvent, en l'absence de plaie, un abondant épanchement sanguin faisant saillie, tendant les parties molles, peut rendre le toucher obscur et masquer les signes physiques.

Les signes subjectifs peuvent être alors d'un grand secours; ce sont : la perte de connaissance et du sentiment, l'hémiplégie, la respiration stertoreuse, et dans certains cas de lésions bien localisées, des paralysies ou des convulsions partielles.

Dans ces cas, il n'y a pas à hésiter, il faut intervenir le plus vite possible et trépaner le malade.

Technique opératoire. — On commencera par raser le crâne du blessé et après la toilette opératoire faite dans cette région comme dans toutes les autres, on commencera par inciser les parties molles jusqu'au périoste; on s'assurera à ce moment *de visu* de l'enfoncement, et, celui-ci reconnu, on finira l'incision cruciale des parties molles, on pratiquera l'incision cruciale du périoste, on décollera ce dernier à la rugine, jusqu'aux limites supposées de la fracture, et on appliquera une première couronne de trépan.

On choisira une couronne de moyenne taille ou d'un grand diamètre, suivant l'étendue des fragments et on aura bien soin d'explorer l'endroit où elle va être placée. Dans les fractures par enfoncement, les fragments osseux sont mobiles et on ne peut se reposer sur eux pour pratiquer la perforation sans courir les risques de les enfoncer; il faudra donc appuyer le trépan sur le bord solide de la dépression, les deux tiers de la couronne reposant sur ce bord, l'autre tiers le débordant. On maniera le trépan avec prudence, et, la rondelle enlevée, il sera facile d'introduire un élévateur ou une spatule, ou un instrument solide quelconque, lequel, manié comme un levier, permettra de relever le fragment enfoncé; si une couronne ne suffit pas, on en placera une seconde et au besoin une troisième, car les fragments sont quelquefois tellement engrenés les uns dans les autres qu'une seule couronne est insuffisante pour les libérer.

Les fragments mobilisés seront saisis avec des pinces à forcipressure ou de Kocher et enlevés. On les fera sortir en ayant soin qu'une de leurs extrémités ne bascule pas et ne pénètre dans la substance cérébrale.

On enlèvera avec soin les plus petits débris et dans les cas rares où la table interne présenterait un fragment séparé des autres, on l'extirpera avec précaution en le sectionnant avec une pince coupante coudée si ses dimensions ne lui permettent pas de passer par la brèche de la table externe.

Ceci fait, on arrivera sur la dure-mère, intacte ou non, on la nettoiera et au besoin on l'incisera si on soupçonne une infection cérébrale, de façon à pouvoir aseptiser complètement la région traumatisée.

La toilette faite, on pansera à plat en évitant de replacer les fragments détachés, qui souvent sont infectés et ne peuvent que nuire à la guérison Autant l'ostéoplastic cranienne mérite d'être tentée dans les trépanations secondaires pratiquées pour aller à la recherche d'une lésion cérébrale, autant elle paraît incertaine dans les enfoncements de la voûte, surtout quand la fracture est accompagnée de plaie.

Dès que l'on arrivera sur la substance cérébrale, il sera bon d'abandonner les liquides antiseptiques qui sont susceptibles de l'altérer et de ne plus se servir que d'eau boriquée. Un léger tamponnement à la gaze iodoformée pourra être pratiqué si la surface cérébrale saigne.

Traitement des fractures étoilées sans enfoncement. — Beaucoup de chirurgiens sont d'avis qu'on peut attendre les accidents pour intervenir dans ces cas. Pour notre part, nous pensons que dans une fracture étoilée ouverte, il faut pratiquer la trépanation pour deux raisons, d'abord pour nettoyer la région et parer aux accidents d'infection, ensuite pour vérifier l'état de la table interne qui, fracturée, s'enfonce souvent en pareil cas dans la substance cérébrale, en produisant des phénomènes de compression.

La couronne de trépan sera dans ce cas de grand modèle et appliquée à peu près au centre de l'étoile formée par les traits de fracture et la rondelle osseuse enlevée, on pourra se rendre compte de l'état des parties et faire une antisepsie soignée de la région.

Traitement des épanchements sanguins intracraniens. — Le point délicat est de diagnostiquer d'abord cet épanchement sanguin qui peut être confondu avec la commotion cérébrale et avec la contusion du cerveau. Voici les signes qui permettront d'arriver au diagnostic de compression par hémorragie.

Après sa chute le blessé perd connaissance, il est défaillant, pâle, sa respiration s'arrête un moment; mais au bout d'un temps relativement court, de quelques minutes à un quart d'heure, il revient à lui, reprend connaissance et présente simplement une sensation de fatigue générale et une lourdeur de tête considérable. Ce moment de calme (*Frei intervall* des Allemands) n'est que passager. Au bout de quelques heures le blessé reperd petit à petit connaissance; le caillot augmentant, la respiration devient stertoreuse et une hémiplégie ou une paralysie partielle se constitue.

Tel est le tableau de l'hémorragie extra-dure-mérienne et de la compression cérébrale à laquelle elle donne lieu; mais avant d'opérer il faudra toujours se demander si on n'est pas en présence d'un homme atteint d'une hémorragie cérébrale qui elle-même a causé la chute qui a déterminé la plaie de tête.

Ces cas sont quelquefois délicats; car il est impossible d'avoir le moindre renseignement du malade et le traumatisme cranien secondaire peut faire croire à une déchirure extra-dure-mérienne de la méningée. Tel est le cas d'un cocher qui tombe de son siège, frappé d'un ictus hémorragique.

On se basera donc sur l'âge du sujet, sur l'état des parties molles du crâne qui peuvent renseigner sur la gravité du traumatisme, et on se rappellera que dans l'hémorragie méningée corticale spontanée il y a moins de coma au début, qu'il existe des alternatives de crises et de mieux et surtout que les signes corticaux prédominent, on constatera donc le plus souvent de l'épilepsie jacksonienne.

Si on a affaire au contraire à une *hémorragie interventriculaire*, on sera dès le début en présence d'un état grave, ce sont les nerfs du bulbe qui sont intéressés, tandis qu'au contraire les signes corticaux font défaut. On est même souvent en face d'une paralysie générale et complète.

Il faudra donc éliminer avec soin ces deux manifestations d'hémorragie intracranienne spontanée avant de poser le diagnostic d'hémorragie extra-dure-mérienne, qui elle, commande l'intervention Quand l'épanchement sanguin traumatique intra-cranien aura été reconnu, il faudra intervenir pour arrêter l'hémorragie et enlever la cause de la compression.

Sur quel point faudra-t-il faire porter son intervention? — S'il existe une fracture ouverte, il n'y a pas à hésiter, c'est sur ce point qu'il faudra trépaner.

Si au contraire il n'y a pas de plaie, il faudra

rechercher les traces du traumatisme, le point douloureux à la pression si le blessé est susceptible de l'accuser ; s'il n'y a ni traces du traumatisme, ni point douloureux, il faudra se laisser conduire par les localisations cérébrales indiquées par les paralysies qu'on constatera ; enfin si tous ces renseignements manquent il faudra aller droit à la méningée moyenne qui dans les cas de fracture du crâne donne les hémorragies les plus fréquentes et les plus graves.

Il existe bien des hémorragies dues à la rupture des sinus, des vaisseaux de la paroi cranienne et dans les traités classiques on donne des signes capables de les faire différencier les unes des autres mais en clinique la chose est beaucoup plus délicate Quand on est arrivé au diagnostic de compression par épanchement sanguin traumatique on doit se porter vers le vaisseau qui cause le plus souvent l'hémorragie, c'est-à-dire sur la branche antérieure de la méningée moyenne.

TECHNIQUE OPÉRATOIRE. — L'artère méningée moyenne se trouve sur une ligne horizontale à 5 centimètres en arrière et à 12 millimètres au-dessus de l'apophyse orbitaire externe. On pourra donc appliquer une large couronne de trépan à ce niveau, mais aujourd'hui on est partisan des larges interventions sur le crâne et comme dans l'espèce on a à vider un épanchement sanguin, à en chercher la

cause dans une déchirure de l'artère méningée et
à lier cette artère si possible, il faut se donner du
jour.

On taillera donc dans la région temporo-pariétale

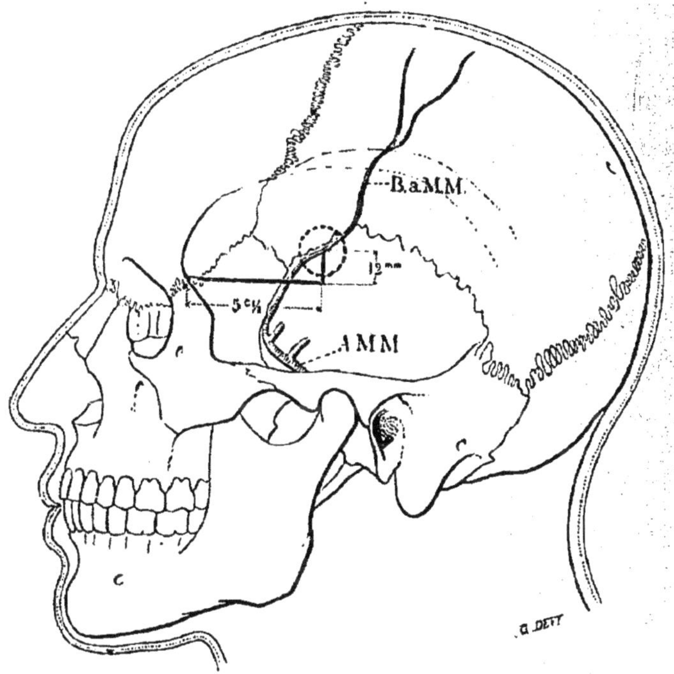

Fig. 1.— Schéma de la ligature de l'artère méningée moyenne.

un large lambeau en ∩. L'incision curviligne commencera à 1 centimètre en arrière de la base de
l'apophyse orbitaire externe, mènera sa courbe par
la région pariétale et se terminera en arrière au
même niveau que le point de départ, donnant au
lambeau une base d'environ 8 centimètres.

1.

L'incision ira d'emblée jusqu'au périoste, l'hémostase sera faite avec des pinces à forcipressure (ça saigne). Le périoste ne sera décollé que dans la surface suffisante pour couper l'os, car il ne faut pas oublier qu'on va pratiquer un lambeau ostéo-cutané qui sera remis en place. Deux petites couronnes de trépan seront alors placées aux deux extrémités de la base du lambeau et trois ou quatre autres sur le trajet de la courbe. Ces différentes perforations seront rejointes entre elles à l'aide du ciseau et du maillet.

Il est bien entendu que si on a à sa disposition des pinces coupantes spéciales telles que celles de Lannelongue et de Collin, ou bien encore des petites scies circulaires mues par un mécanisme quelconque on s'en servira ; mais nous nous plaçons toujours dans la situation d'un chirurgien qui n'a à sa disposition que l'appareil instrumental ordinaire.

Quand le lambeau osseux aura été taillé, on le fracturera à sa base, on le rabattra et on se trouvera en présence de l'épanchement sanguin.

Celui-ci sera évacué avec précaution. Le caillot est quelquefois adhérent et il faut le détacher à la curette avec délicatesse en tamponnant au fur et à mesure les points de la poche qui donnent.

On recherchera la cause de l'hémorragie et si on trouve le point qui saigne on placera sur le vaisseau au-dessus et au-dessous de la déchirure un fil de catgut avec l'aiguille de Reverdin, qui traversera la dure-mère si l'artère est logée dans cette membrane.

Si le vaisseau adhère à l'os, on pourra l'écraser avec une pince à forcipressure ou placer celle-ci et la laisser à demeure.

Si on ne trouve pas le point qui saigne, il faudra

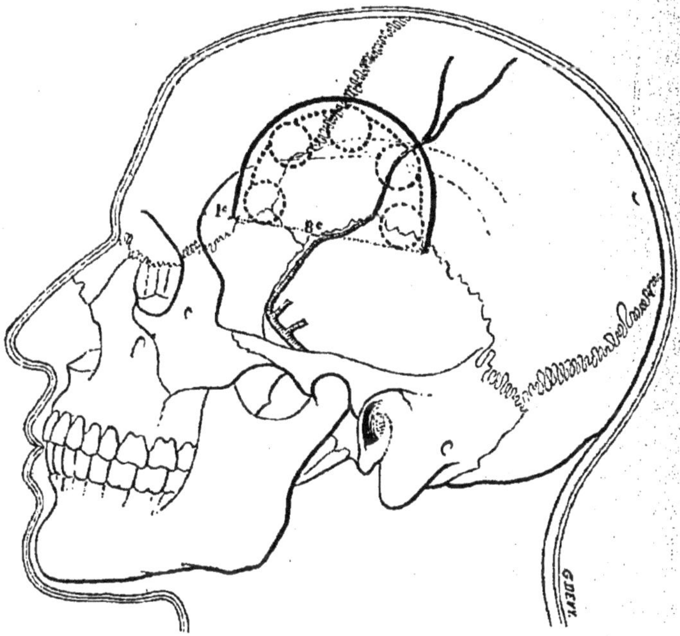

Fig. 2.— Schéma de la ligature de l'artère méningée moyenne

en décollant avec précaution la dure-mère, aller le chercher plus bas vers le trou petit rond, et on s'efforcera de le lier, ce qui n'est pas facile.

Si on ne parvenait pas à placer un fil sur le lieu de l'hémorragie, ou si celle-ci avait des sources multiples (ramuscules artériels ou veineux), on aurait recours à la compression faite à la gaze iodoformée,

Cette compression peut être énergique sans déterminer d'accidents durables, et si elle en produisait, comme dans un cas de Routier où elle détermina de l'aphasie, on les verrait disparaître en enlevant la mèche au bout de quarante-huit heures.

Si on avait affaire à une hémorragie intra-dure-mérienne, on ne trouverait rien entre la dure-mère et l'os et l'on verrait la méninge tendue, bleuâtre, résistante ; dans ces cas il faut fendre la dure-mère, évacuer les caillots et faire l'hémostase, soit par ligature si la chose est possible, soit par compression comme nous venons de le dire.

Si enfin on n'était pas tombé sur le foyer hémorragique, il faudrait se porter en arrière du côté de la branche postérieure de la méningée en agrandissant l'ouverture cranienne.

Si les lésions vous mettent en face de la substance cérébrale, il faut savoir que les antiseptiques ordinaires lui sont nuisibles et ne se servir, tant qu'on sera à son contact, que d'eau boriquée.

L'hémostase faite, on réappliquera le lambeau ostéo-cutané, sauf lorsqu'on aura été obligé de faire de la compression ou bien sa réapplication ne serait pas possible. Dans ce cas on pourra, comme nous l'avons fait une fois, le décoller du périoste et rabattre seulement un lambeau de parties molles qui sera suturé avec des crins de Florence et on drainera ou on ne drainera pas, suivant les conditions d'asepsie dans lesquelles l'opération aura été faite.

b. **Traumatismes de la base.** — Les fractures de la base du crâne sont particulièrement dangereuses, parce qu'elles sont en général ouvertes, en ce sens qu'elles communiquent le plus souvent soit avec l'oreille moyenne, soit avec les fosses nasales ou le pharynx, milieux septiques qui ne tardent pas à déterminer des complications méningées. Aussi a-t-on proposé d'aller trépaner les différents étages de la base du crâne pour pouvoir faire une bonne asepsie de la région lésée.

Cette manière de faire n'est pas entrée dans la pratique, et nous conseillons l'abstention, en prenant soin toutefois (et ceci, comme on le sait, a une très grande importance) de nettoyer et de désinfecter aussi bien qu'on le pourra par des lavages, des pulvérisations, des tamponnements... les cavités septiques dans lesquelles vient s'ouvrir le trait de fracture.

Il existe cependant une région de la base facile à atteindre, c'est l'étage antérieur, qui se trouve souvent fracturé par un traumatisme de la région frontale ou de la région orbitaire. On sait avec quelle facilité un corps étranger, une barre de fer, par exemple, vient atteindre le cerveau à sa base en pénétrant dans l'orbite. On taillera un lambeau sur la région frontale, on le rabattra et on ira à la recherche des esquilles qui peuvent déterminer de la compression et la brèche faite permettra en tout cas de désinfecter la région et d'établir un bon drainage.

Il est bien entendu que lorsqu'un traumatisme intéressera la région frontale et en même temps l'étage antérieur du crâne, il faudra, qu'il y ait plaie ou non, trépaner la région et se comporter comme si on avait affaire à une fracture par enfoncement ordinaire.

Il ne faut pas oublier que dans cette région la trépanation vous fait pénétrer d'abord dans les sinus frontaux, qu'il faut traverser pour constater l'intégrité de la paroi postérieure des sinus, paroi seule en contact avec le cerveau.

C'est ce que j'ai fait chez un homme qui, le 6 juillet 1897, avait reçu dans la région sourcilière une pesante barre de fer. La tuméfaction sanguine était considérable. Je fis une incision courbe, je dénudai le périoste et tombai sur une fracture esquilleuse du frontal, les deux parois antérieures et postérieures du sinus étant fracturées, elles furent enlevées par fragments, la dure-mère était elle-même déchirée et le doigt permettait de reconnaître une fracture de la paroi supérieure de l'orbite ; j'enlevai cette paroi et presque toute la face interne de la cavité orbitaire, je nettoyai la région et drainai par le nez ; mais la contusion cérébrale enleva mon opéré quarante-huit heures après l'intervention.

TRAUMATISMES DU CRANE OSSEUX PAR CORPS ÉTRANGERS
(BALLES DE REVOLVER)

Nous ne parlons pas ici de la chirugie de guerre, qui a ses indications toutes spéciales, et nous ne nous occuperons que des corps étrangers qu'on rencontre couramment dans la pratique journalière des hôpitaux civils.

Il arrive qu'un fragment de métal, de pierre, de verre même, produise une plaie pénétrante du crâne, mais les corps étrangers que l'on rencontre presque uniquement sont les balles de revolver. Nous allons donc étudier la conduite que doit tenir un chirurgien qui se trouve en face d'un coup de feu du crâne, coup de feu qui le plus souvent est le résultat d'un suicide et se trouve situé dans la région temporale.

S'il siège dans la région frontale ou fronto-orbitaire, ce que nous avons dit à la fin du chapitre précédent s'applique absolument à ce cas et nous n'y reviendrons pas.

Traitement des plaies pénétrantes de la voûte par balles de revolver. — La grave question qui se pose ici est la question de la trépanation immédiate, non pas tant pour aller chercher le corps étranger que pour faire une bonne désinfection de la plaie des parties molles, de la plaie du crâne osseux, des méninges et même de la substance cérébrale.

Je fais raser la région, laver et désinfecter soigneusement la plaie et appliquer un pansement à la gaze iodoformée, prêt à intervenir si la fièvre se déclarait. Vingt-huit jours après, le malade sortait sur sa demande de l'hôpital, sans avoir présenté le moindre accident et la plaie d'entrée cicatrisée.

M. Rochon-Duvignaud examina l'œil avant la sortie du malade et me donna la note suivante : « Nerf optique en voie d'atrophie ; pupille immobile à la lumière ; le malade ne peut compter ses doigts ; le muscle droit externe ne fonctionne pas du tout, le droit interne très incomplètement. »

Ici la pénétration ne peut faire de doute, puisque le nerf optique a été sectionné et l'épreuve radiographique ci-jointe montre aussi la situation intra-cranienne de la balle.

Les observations de ce genre sont nombreuses et plaident en faveur de l'abstention ; il en est de même des cas dans lesquels le diagnostic de pénétration n'est pas solidement établi. Tel le fait suivant :

Une malade agée de trente-trois ans, entre à Lariboisière, dans le service de mon maître M. Périer, le 6 mai 1897 ; elle vient de se tirer un coup de revolver dans la région temporale droite (calibre 5 mill.). L'orifice d'entrée est situé à 3 centimètres au-dessus du milieu d'une ligne allant de l'extrémité de l'arcade sourcilière à 3 centimètres au-dessus du conduit auditif externe, dit l'observation.

La malade n'a pas perdu connaissance, elle a un peu mal à la tête et perd un peu de sang par l'orifice d'entrée. On ne sent point la balle à la palpa-

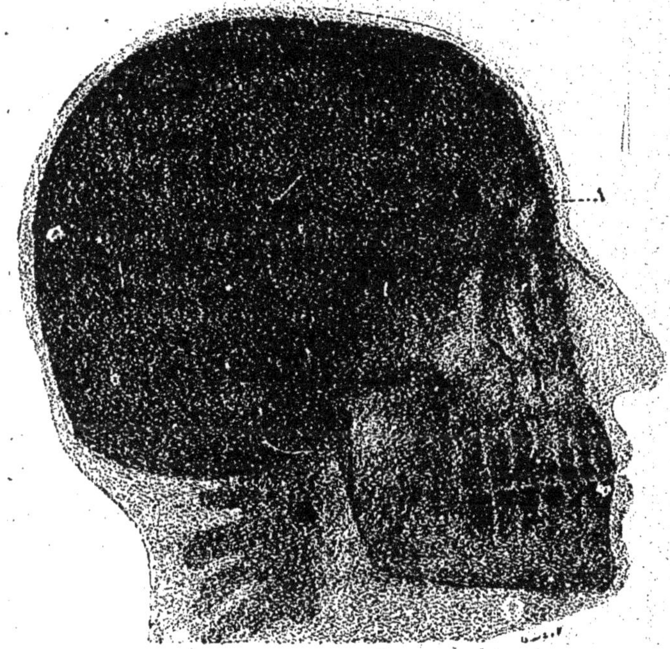

Fig. 4. — Radiographie d'une plaie par balle de revolver de la région temporale.

A, balle.

tion ; mais la région est le siège d'un épanchement sanguin qui masque les sensations tactiles.

Devant des symptômes aussi peu marqués, je me borne à faire raser la partie atteinte, à faire une bonne asepsie de la plaie et à mettre un pansement approprié.

La malade a un peu de céphalalgie, mais au bout de six jours, ce symptôme disparaît. La température n'a pas cessé un instant d'être normale. Il y a eu un peu de rigidité de la nuque et des douleurs dans le cou. Bref, la malade sort guérie le 30 mai, vingt-quatre jours après son entrée.

On ne sent nullement de corps étranger, et l'épreuve radiographique ci-jointe pourrait faire croire à une pénétration.

Les rayons X ne sont donc pas susceptibles de donner toujours une certitude et de plus tous les malades ne sont pas en état d'être radiographiés au moment même où ils viennent d'être blessés. Du reste, nous ne faisons ici que de la chirurgie d'urgence, celle pour laquelle on doit se décider immédiatement à prendre ou à ne pas prendre le bistouri.

Donnons cependant encore le résumé d'une observation dans laquelle la non-pénétration est démontrée d'une façon très nette par la radiographie, pour montrer les services que, sauf réserves, cette méthode peut rendre.

Il s'agit d'un nommé Pallady, âgé de quarante-cinq ans, qui entre à l'hôpital Lariboisière dans le service de mon maître M. Périer, le 3 juillet 1897, dans la nuit ; il vient d'être victime d'une agression et a reçu deux balles de revolver de 9 mill., l'une dans la main, l'autre dans la nuque.

Il y a un peu d'étourdissement, de céphalalgie ; mais aucun symptôme pouvant faire penser à la pénétration. Sa plaie est donc aseptisée et cinq jours après, l'état général étant très satisfaisant, il est

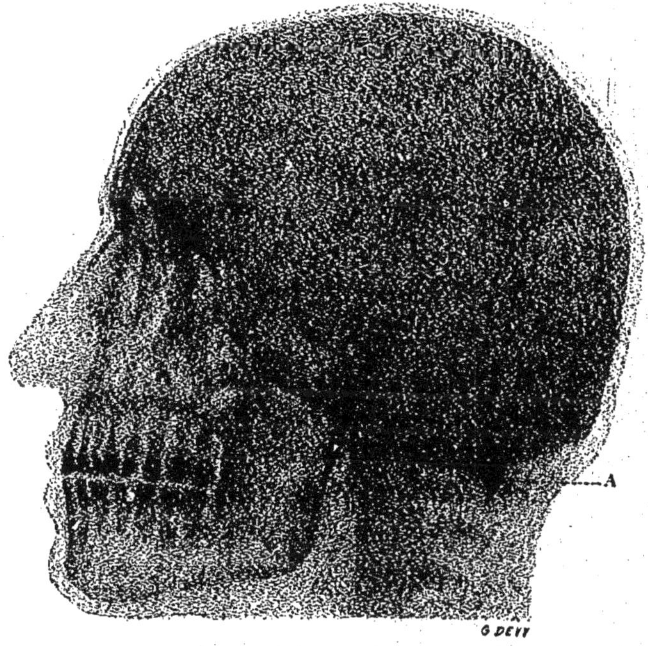

Fig. 5. — Radiographie d'une plaie par balle de revolver de la région occipitale, sans pénétration.

[A, balle.

soumis à la radiographie qui montre, comme la figure l'indique, une balle enclavée dans l'occipital.

Le 10, je procédai à l'extraction du projectile, qui s'était incrusté en effet dans la table externe de l'os.

Absence d'accidents dans nombre de cas, incertitude du diagnostic de pénétration dans d'autres ; voilà donc des arguments qui plaident en faveur de la non-intervention, d'autant plus que les partisans de l'abstention immédiate vous disent qu'on doit être prêt à opérer dès que les accidents vont éclater, c'est-à-dire dès que la température commence à monter, et de fait ils ont raison dans bien des cas, comme le démontrent les deux observations suivantes :

Le 9 novembre 1896, entre dans le service de mon maître M. Périer, salle Chassaignac, un malade, M. M***, âgé de dix-huit ans, prévôt d'armes, qui, le 27 du mois précédent, s'est tiré un coup de revolver par mégarde en examinant une arme.

La balle de 8 millimètres a pénétré dans la fosse temporale droite, à trois travers de doigt au-dessus de l'oreille, sur une ligne verticale passant par le conduit auditif.

Le malade n'a pas perdu connaissance sur le moment ; mais il n'a pas tardé à constater que son bras et sa jambe gauches étaient paralysés. Il y a eu des vomissements une heure après l'accident.

Le malade s'est aussitôt alité, et depuis il souffre beaucoup de la tête, avec délire nocturne.

A son entrée à l'hôpital, il ne subsiste plus qu'une légère parésie du côté gauche. Mais la céphalalgie reste intense et continue.

A signaler que le malade a contracté la syphilis.

Le malade est mis en observation.

Les premiers jours, il n'y a rien de particulier ; la température reste normale et le pouls aussi.

Dix jours environ après son entrée, le malade présente quelques phénomènes méningés : tendance au coma, un peu de photophobie, céphalalgie plus intense. La température, normale jusque-là, monte à 38° dans l'aisselle.

L'intervention est immédiatement décidée.

Une couronne de trépan est appliquée au niveau du point de pénétration de la balle. Après avoir incisé la dure-mère, un stylet est introduit dans le cerveau. Celui-ci s'enfonce profondément, mais ne donne le contact d'aucun corps étranger. Sans insister davantage, la plaie est drainée à la gaze et l'incision des téguments rétrécie par quelques points de suture.

Suites excellentes : la température est tombée rapidement à la normale. En même temps, la céphalalgie et les autres phénomènes cérébraux se sont amendés. En raison de ses antécédents syphilitiques, on a soumis le malade au traitement spécifique. La plaie opératoire s'est cicatrisée normalement et le malade a pu sortir le 5 décembre.

Revu le 25 janvier 1897, le malade a pu reprendre ses fonctions de maître d'armes peu après sa sortie de Lariboisière. Actuellement, il est tout à fait guéri, ne souffre plus de la tête et a recouvré toute sa force musculaire.

Cette seconde observation est analogue à la précédente :

Milbled (Albert), 32 ans, garçon de magasin, est entré le 4 janvier 1897 dans le service de M. Périer.

Il vient de se tirer dans le crâne un coup de revolver de 8 millimètres de diamètre, et arrive à l'hôpital quelques instants après cette tentative de suicide.

La balle a pénétré dans la fosse temporale droite, en arrière de l'apophyse orbitaire externe, au-dessus de l'arcade zygomatique, exactement entre la queue du sourcil et l'oreille.

L'orifice de pénétration, arrondi, est souillé en noir par la poudre. La fosse temporale est un peu gonflée, mais non douloureuse à la pression. Il y a de l'infiltration sanguine des paupières de l'œil droit, mais le globe oculaire est intact ; pas d'ecchymose sous-conjonctivale, pas d'exophtalmie, pas de troubles pupillaires, pas de paralysie des oculo-moteurs ; la vue est conservée.

Il n'y a pas eu d'épistaxis.

Pas de symptômes cérébraux ; le malade répond très nettement aux questions qu'on lui pose.

Après désinfection de la plaie et pansement à plat, le malade est mis en observation.

Tout se passe pour le mieux les premiers jours. A signaler cependant que l'ecchymose palpébrale s'étend à droite et gagne bientôt l'œil gauche, sans que la peau de la racine du nez soit modifiée dans sa coloration.

Le sixième jour, le malade commence à souffrir de la tête. Cette céphalalgie s'accentue le jour suivant.

Le huitième jour, la température, normale jusque-là, atteint 39°,2 le matin. Je me décide alors à intervenir, le 12 janvier 1897.

Incision cruciale sur la plaie. En suivant le trajet de la balle à travers les parties molles de la fosse temporale, j'arrive sur la paroi orbitaire externe, où je trouve une perforation intéressant la grande aile du sphénoïde.

J'agrandis cet orifice avec la gouge et le maillet; je retire alors du fond de l'orifice des caillots noirâtres et on aperçoit la dure-mère qui bat. Comme je ne sens la balle nulle part, je me borne à ce large débridement sans inciser la dure-mère. Je draine à la gaze iodoformée en rétrécissant la plaie par quatre points de suture.

Pansement iodoformé compressif.

Suites. — Le soir de l'opération, température = 39°,1. Le deuxième jour, température, soir = 38°,5; le malade ne souffre plus de la tête. Le troisième jour, la température redevient définitivement normale. Le 26 janvier, le malade sort dans un état excellent.

Ici donc la simple désinfection de la plaie osseuse a suffi pour conjurer les accidents et déterminer la guérison.

Voilà donc beaucoup d'arguments qui plaident en

faveur de la non-intervention immédiate ; mais elles sont nombreuses aussi les observations dans lesquelles la mort est survenue parce qu'on n'a pas opéré ou parce qu'on a opéré trop tard. En voilà un exemple.

M. J. C..., âgé de trente-huit ans, entre le 28 juin 1897 dans le service de mon maître M. Périer salle Chassaignac, lit n° 14. Dans la nuit du 27 au 28 mai, à 2 heures du matin, il avait tenté de se suicider en se tirant une balle de revolver dans la région temporale, à 15 millimètres au-dessus du bord supérieur de l'arcade zygomatique, à égale distance de l'apophyse orbitaire externe et du tragus. L'interne de garde fit un pansement antiseptique.

Le 28 mai, à la visite, le blessé était agité, ne répondait que par monosyllabes, et il existait à la région temporale une tuméfaction qui s'étendait dans un rayon de 5 centimètres. L'exploration du trajet au stylet ne donnait rien. La température était de 37°,3 et le pouls de 75.

Le 29, le 30 et le 31, le malade fut plus calme et parut recouvrer son intelligence. La température était de 37° et le pouls à 70.

Quand soudainement dans la nuit du 2 au 3 juin, vers 1 heure du matin, le malade se mit à délirer ; la température monta brusquement de 37°,2 à 40°,1 ; le pouls de 70 sauta à 180 ; des phénomènes de dyspnée apparurent, et le matin, à la visite, on pouvait constater l'émission involontaire des urines.

La mort eut lieu dans la journée du 3 juin, à 2 heures de l'après-midi.

L'autopsie ne put être faite à cause de l'opposition judiciaire.

Voici une autre observation de plaie pénétrante du crâne dans laquelle j'ai trépané malgré la chute de la température ; mais les symptômes du début étaient assez nets pour faire diagnostiquer la pénétration, et j'ai bien fait, puisque j'ai trouvé la balle contre la dure-mère.

Le nommé B..., âgé de cinquante-huit ans, entre à l'hôpital Lariboisière le 12 mai 1898 au soir. Il vient de se tirer une balle de revolver dans la région temporale droite. La plaie d'entrée est située environ à 5 centimètres en arrière de la queue du sourcil. L'exploration au stylet, pratiquée le lendemain, fait sentir une surface rugueuse qui peut être prise soit pour la balle, soit pour un fragment osseux. Le malade a 38°,4 de température, ne souffre pas, mais présente un peu de commotion cérébrale.

Le 15, on m'apprend que le malade a eu des vomissements, et quoique l'antisepsie de la plaie ait fait tomber la température à 37°,5, j'interviens devant les menaces de méningite.

Une incision cruciale suivie d'une trépanation me fait arriver sur le projectile déformé, placé sur la dure-mère qui elle-même est déchirée. L'extraction de la balle est facile et donne lieu à une hémorragie assez abondante ; mais comme il n'y a pas de vaisseaux sérieux d'intéressés, après avoir bien désinfecté la substance cérébrale et la plaie osseuse, j'établis un bon tamponnement à la gaze iodoformée et je ferme en partie la plaie par quelques points de suture.

Le 16, le malade va bien, la température est complètement tombée, les vomissements ont cessé et le pansement est changé à cause du saignement de la plaie.

Le 18, le malade commence à être agité, il ne peut rester dans son lit ; le 21 et le 22, la fièvre s'allume, la température monte à 38°,5 ; il y a un peu de pus dans la plaie, et le 25 le malade meurt. L'autopsie n'a décelé rien de particulier, il n'existait pas de méningite ; mais il n'en est pas moins vrai que ce malade eût bénéficié d'une intervention plus hâtive.

Quelles sont donc les conclusions à tirer de ces faits ? — La règle est d'opérer le plus vite possible les plaies pénétrantes du crâne, parce que la trépanation ne peut être qu'efficace, parce qu'elle est sans danger et que très souvent, si on ne trépane pas immédiatement, on est obligé de trépaner plus tard dans de plus mauvaises conditions.

Il est facile de suivre cette règle dans la pratique hospitalière ; mais dans la clientèle la question ne se pose pas de la même façon : il y a l'entourage, la difficulté de faire accepter une opération immédiate qui n'est pas démontrée inévitable ; les conditions dans lesquelles on est appelé à opérer ; la non-certitude de la plaie osseuse, et on comprend qu'on attende avant de décider la trépanation.

Si donc des accidents pressants tels que l'hémorragie, l'état grave du malade, ne commandent pas l'opération ; après avoir pris toutes les précautions aseptiques et antiseptiques locales, il faudra prévenir la famille qu'une intervention peut devenir nécessaire et pratiquer la trépanation dès que la température s'élèvera.

Technique opératoire. — *Où et comment faut-il opérer ?*

Deux cas se présentent :

1° *La balle n'a pas pénétré et est appliquée contre la paroi osseuse qu'elle a fracturée.* — L'incision cutanée sera courbe ou cruciale, mais elle aura pour centre l'orifice d'entrée ; les parties molles seront écartées ou rabattues ; l'hémostase sera faite et le périoste sera incisé et relevé. La balle sera extraite. Une couronne de trépan de 2 centimètres sera appliquée sur la fissure si celle-ci a été reconnue, et au centre de l'étoile de fracture s'il en existe une. La rondelle osseuse enlevée, on visitera la dure-mère, on nettoiera sa surface et on drainera la plaie faite, tout en rétrécissant par des sutures, les incisions de la peau.

2° *La balle a pénétré dans la boîte cranienne.* —

Après être arrivé comme précédemment sur l'orifice de pénétration, une couronne de trépan de 3 centimètres, ou de 2 centimètres, sera placée sur le crâne de façon à ce que la pyramide s'appuie sur un des bords de la pénétration. La rondelle osseuse formée par le trépan, enlevée, si la dure-mère est perforée, on agrandira aux ciseaux l'ouverture faite par la balle, et si pour ces manœuvres une couronne de trépan ne suffit pas, on en appliquera une seconde et au besoin une troisième. On se trouvera alors en face de la substance cérébrale plus ou moins lacérée par la balle. On est autorisé à introduire doucement. dans ce qu'on suppose être le trajet, un stylet capable de vous renseigner sur la présence du projectile, mais ces recherches ne devront pas être poursuivies si on ne trouve pas à proximité le contact du métal.

On sait en effet quels trajets fantaisistes peuvent faire les balles dans le cerveau, et comme, d'un autre côté, la substance cérébrale les tolère ; il ne faut les enlever que lorsque leur extirpation pourra être faite sans produire de délabrements.

La balle enlevée ou non, le trajet sera visité et débarrassé des débris de tissus entraînés par le projectile. Ce même trajet sera nettoyé avec de l'eau boriquée, et une mèche de gaze aseptique drainera toutes les parties et viendra sortir à l'orifice cutané rétréci par des points de suture.

On peut aujourd'hui, par le procédé de M. Contremoulin, obtenir par les rayons de Rœntgen le point précis où siège la balle; mais outre que l'instrumentation nécessaire pour ce genre de radiographie n'est pas à la portée de tout le monde, le procédé suivi est, pour le moment, trop délicat et trop long pour être appliqué d'urgence.

II

CORPS ÉTRANGERS DE L'OESOPHAGE

Les corps étrangers de l'œsophage, si divers dans leur nature, sont susceptibles de déterminer des accidents tels qu'ils doivent être extirpés le plus tôt possible. Plus on agira de bonne heure, moins on aura de chances d'avoir des difficultés dans l'extraction, et moins nombreuses aussi seront les chances de complications opératoires.

Il faudra d'abord s'assurer de la présence du corps étranger dans l'œsophage, chose quelquefois assez difficile, parce qu'on a souvent affaire à des enfants ou à des aliénés ; mais quand il s'agit d'un adulte ou qu'il y a des témoins, les commémoratifs sont d'une grande importance, parce qu'ils vous renseignent non seulement sur la présence du corps étranger, mais encore sur sa nature.

Comme la présence d'un corps étranger dans le pharynx peut donner lieu aux mêmes symptômes (gêne de la déglutition, de la respiration, sentiment d'étranglements, efforts de vomissements), il faudra d'abord examiner le pharynx par la vue, en l'éclairant et en abaissant la langue, et surtout par le toucher. Pour ce faire, on plongera aussi profondément que possible l'index droit recourbé dans le gosier du malade, en se plaçant sur le côté de ce dernier et en ayant bien soin de lui recommander de ne pas serrer les dents, et on se rendra compte de la consistance des parties, le corps étranger contrastant par sa dureté avec les parties molles du pharynx.

Si on reconnaît qu'il y a en effet soit une parcelle alimentaire, soit un fragment d'os, soit un objet quelconque arrêté dans la partie sus-épiglottique du conduit digestif, il sera facile de l'extraire par la bouche en éclairant convenablement le pharynx et en se servant de pinces droites ou recourbées, suivant les cas, et dirigées soit sur le doigt, soit par la vue.

Quand il n'y a rien dans le pharynx, il faut examiner l'œsophage. Ce dernier, dans son parcours cervical, est susceptible d'être exploré par la palpation, et quand un corps est arrêté dans cette première partie de son trajet, on peut sentir une saillie anormale sur un des côtés de la trachée, plus facilement à gauche, et déterminer de la douleur à la pression sur un point. Mais ce sont des cas très rares que ceux dans lesquels le corps étranger s'arrête dans la portion cervicale ; il faut donc avoir recours au *cathétérisme de l'œsophage*, que nous n'avons pas à décrire ici [1].

---

[1] Voir notre *Manuel de diagnostic chirurgical*.

A l'aide de la tige de baleine terminée par une olive, on explore soigneusement tout le conduit œsophagien. Si l'olive pénètre directement dans l'estomac, c'est que le corps étranger sera tombé dans la cavité de cet organe, quoique laissant à sa suite des symptômes douloureux et de la dysphagie.

Si au contraire l'olive ne s'engage pas, il ne faudra pas immédiatement en conclure que le corps étranger l'arrête, non ! on a seulement affaire à un spasme contre lequel il faut lutter à l'aide d'une douce pression continuée quelque temps, ou bien encore à l'aide d'un tampon imbibé de cocaïne. Quand au contraire la sonde pénètre doucement dans l'œsophage et qu'elle est arrêtée tout à coup par une résistance qu'une pression douce ne peut vaincre, que, de plus, cette pression est douloureuse, on peut en conclure qu'on est arrivé sur le corps étranger.

On pourra même préciser son siège. On n'aura pour cela qu'à fixer avec le doigt le point où s'arrête la tige de baleine vis-à-vis de l'arcade dentaire et mesurer la distance de ce point à l'extrémité de l'olive. En retirant 15 centimètres, longueur de l'arcade dentaire à l'ouverture supérieure de l'œsophage, on aura la distance parcourue par le corps étranger dans ce conduit, et comme on sait que sa portion cervicale a 5 centimètres de longueur, sa portion thoracique 18 centimètres, et sa portion abdominale, 2 ou 3, il sera facile de se rendre compte de son siège anatomique.

Quel que soit l'endroit où le corps étranger se sera arrêté, avant d'avoir recours à une intervention sanglante, il faudra toujours chercher à l'extraire par les voies naturelles. Quand le corps étranger est mou et remplit la lumière de l'œsophage, il est difficile d'arriver à le faire sortir par la bouche ; cependant s'il n'est pas trop profondément engagé, à l'aide de pinces dont il existe beaucoup de modèles, on pourra essayer de le saisir et de le faire remonter ; si on ne réussit pas, on pourra tenter de le pousser dans l'estomac à l'aide d'une baleine sur laquelle se fixe un petit tampon ou une petite éponge.

Si le corps étranger est dur et qu'il ne remplisse pas le calibre de l'œsophage, si on a affaire, comme cela arrive le plus souvent, à une pièce de monnaie ou à un fragment d'os, les manœuvres changeront ; c'est ainsi que les pinces recourbées à bec de canard échouent le plus souvent et qu'on est obligé d'avoir recours au panier de de Graefe. Ce dernier instrument a l'avantage de côtoyer le corps étranger, de passer dessous et de le saisir quand il est ramené en haut. On a beaucoup décrié le panier de de Graefe, disant, à juste raison, que sa manœuvre est délicate ; on cite de nombreux exemples dans lesquels il est fait mention de son accrochement au cartilage cricoïde et de la difficulté d'extraire l'instrument, même ne ramenant rien. Il est certain que son application est délicate ; mais nombreuses sont les observations dans lesquelles c'est avec son aide qu'on a pu extraire des pièces de monnaie, et quand on saura que c'est à un corps étranger de cette nature qu'on a affaire, il faudra toujours l'employer. Il faudra évidemment ne pas trop faire pencher la tête du sujet en arrière, et au niveau du cartilage cricoïde, aller avec précaution, mais il donnera des succès là où les autres moyens ont échoué.

Quand le corps étranger est pointu, le panier de Graefe peut aussi le décrocher et dans les cas où on ne réussit pas, s'il est situé très bas on est autorisé à faire des manœuvres ayant pour but de le pousser dans l'estomac, mais il faudra y mettre la plus grande attention et le moins de brutalité possible, on s'exposerait, en effet, dans le cas contraire, à déchirer l'œsophage et à causer des lésions mortelles.

Ce n'est que lorsque tous les moyens que nous venons d'énumérer auront échoué qu'on sera autorisé à prendre le bistouri.

On a imaginé trois sortes d'opérations ayant pour but d'aller à la recherche du corps étranger suivant le niveau où il se trouve placé : 1° l'œsophagotomie externe quand il se trouve dans la région cervicale ; 2° l'œsophagotomie à travers le médiastin quand le corps étranger se trouve en dessous de la fourchette sternale ; 3° la gastrotomie préalable pour aller à sa recherche de bas en haut.

Cette dernière voie est un pis-aller, mais on y a eu recours plusieurs fois avec succès ; ce n'est pas à proprement parler une intervention d'urgence, puisqu'on ne la pratique que lorsque, après mûre réflexion, on ne voit pas d'autres moyens de débarrasser son malade ; aussi n'avons-nous pas à décrire cette méthode qui, du reste, demande une très complète éducation chirurgicale.

La voie médiastinale nous paraît de beaucoup la plus difficile, aussi est-elle discutée et ne la recommandons-nous pas, elle n'est pas d'ailleurs à la portée de tous.

Reste l'*œsophagotomie externe*, opération classique qui s'adresse aux corps étrangers situés au-dessus de la fourchette sternale et aussi à ceux situés en dessous, car elle supprime tout le trajet bucco-pharyngien, rapproche par conséquent de l'obstacle et permet, à l'aide de pinces, de faire des tentatives fructueuses d'extraction.

TECHNIQUE OPÉRATOIRE. — On fera, sur le *côté gauche*, du cou du sujet, une incision qui suivra le bord antérieur du muscle sterno-mastoïdien et qui commencera à un centimètre au-dessus de l'extrémité interne de la clavicule, pour finir au niveau du bord supérieur du cartilage thyroïde.

On coupera la peau, le peaucier, l'aponévrose cervicale superficielle, on reconnaîtra par le toucher le bord antérieur du sterno-mastoïdien qui sera attiré en dehors avec le paquet vasculaire à l'aide d'un écarteur. On passera avec la sonde cannelée entre

les muscles sterno-hyoïdien et thyroïdien et l'omo-
plato-hyoïdien, on écartera le lobe gauche du corps
thyroïde en l'attirant vers la ligne médiane et on ira
reconnaître la trachée.

— L'œsophage sera trouvé immédiatement derrière
ce conduit qu'il déborde un peu et on verra à son
contact le nerf récurrent gauche qu'on évitera. A
l'aide du toucher, si le corps étranger est dans la
région cervicale, il est facile de le sentir dans la
plaie et d'ouvrir l'œsophage à son niveau ; si le corps
étranger est situé plus bas, on reconnaîtra l'œsophage à sa situation anatomique, à sa coloration
rougeâtre et aussi à la consistance du conducteur
qu'on y a introduit au préalable.

La sonde de Vacca Berlinghiéri ne se rencontre
plus dans les arsenaux de chirurgie, mais une sonde
œsophagienne remplit tout aussi bien le but.

Sur l'œsophage, senti par l'intermédiaire de la
sonde, on fera une incision au bistouri, incision
située le plus bas possible quand le corps étranger
sera sous-sternal. L'incision de l'œsophage faite, on
écartera les lèvres de la plaie avec des pinces de
Kocher et on ira à sa recherche à l'aide de pinces
appropriées.

On suturera l'œsophage en partie sans tenter la suture complète qui ne réussit pour ainsi dire jamais,
on fera l'hémostase définitive et on tamponnera la
plaie.

III

OPÉRATIONS D'URGENCE
EN CAS D'ASPHYXIE

La seule opération que le chirurgien ait à pratiquer en cas d'asphyxie, est la trachéotomie, dont tout le monde connaît la technique. Il resterait donc à discuter ici ses indications; elles sont excessivement nombreuses, mais nous ne nous étendrons pas sur ce sujet parce que, dans la grande majorité des cas, c'est une ressource ultime dont la nécessité s'entrevoit à l'avance et qu'on a le temps de discuter.

C'est ainsi que dans toutes les tumeurs qui compriment l'arbre aérien, néoplasmes du cou, goîtres, anévrismes de l'aorte, etc., on a grandement le temps de prévoir l'éventualité de la trachéotomie; il en est de même dans le rétrécissement de la trachée dans le cancer du larynx et dans le croup où cette opération a été remplacée par le tubage.

Dans les inflammations du larynx, dans les spasmes ou dans l'œdème de la glotte, on est souvent pris plus à court, mais comme nous le disions au commencement de ce chapitre, tout le monde connaît la technique opératoire de la trachétomie qui, à l'heure actuelle, est toujours pratiquée au bistouri et l'indication est toujours nette ; le malade asphyxie, il faut ouvrir un passage à l'air en incisant le conduit trachéal.

Dans les *brûlures du pharynx* produites par l'explosion d'une machine, la vapeur d'eau et l'air surchauffés produisent des accidents de suffocation immédiate qui n'entraînent pas toujours la mort ; aussi voit-on les symptômes de dyspnée, d'anxiété respiratoire disparaître, mais ce n'est qu'un répit de courte durée, et il faut savoir qu'au bout de quelques heures, la respiration va devenir de plus en plus gênée, les accès de suffocation vont se montrer et la trachéotomie sera la seule ressource pour sauver le malade, aussi devra-t-on toujours être prêt à la pratiquer.

Nous dirons de même, des plaies du larynx et de la trachée, des fractures du larynx et de la trachée.

CORPS ÉTRANGERS DES VOIES AÉRIENNES

Ce sont les corps solides seuls qui peuvent donner lieu à une intervention immédiate; mais avant de la décider, il faut être certain de la pénétration du corps étranger dans les voies aériennes. Cette question, qui paraît simple à résoudre au premier abord, est quelquefois très complexe.

Ce sont en général des enfants, ou des vieillards en enfance, ou encore des aliénés, et il faut tenir peu de compte des renseignements qu'ils peuvent donner. On aura donc pour se guider la dyspnée, les accès de suffocation, quelquefois le bruit que fait le corps étranger en se déplaçant dans la trachée. En tout cas, si on n'a pas de certitude, si on n'est pas en face d'accidents d'asphyxie qui menacent la vie du malade, on pourra remettre l'opération, et pendant ce temps faire une étude plus approfondie des symptômes qu'il présente, le soumettre à l'examen laryngoscopique et aussi à l'examen radiographique.

Traitement des corps étrangers des voies aériennes. — Le chirurgien ne devra donc opérer immédiatement que lorsqu'il sera sûr de la présence du corps étranger dans les voies aériennes, qu'il y ait ou non asphyxie menaçante; dans ce cas, la trachéotomie a un double but : parer au danger de la suffocation et essayer d'extirper le corps étranger.

Avant de pratiquer cette trachéotomie, il faudra introduire le doigt dans le pharynx aussi profondément que possible, après avoir eu la précaution de placer un bouchon entre les deux arcades dentaires, de façon à ne pas être mordu par le patient. Ce toucher pharyngien devra être pratiqué avec attention; il arrive en effet que le corps étranger s'arrête au voisinage des replis aryténo-épiglottiques et y détermine des phénomènes graves.

Si l'état du sujet le permet et si on est dans les conditions suffisantes d'instrumentation et d'éclairage, on devra pratiquer l'examen du pharynx et du larynx, après avoir pris le soin d'anesthésier au préalable la région avec une solution de cocaïne au centième. Si on avait le bonheur d'apercevoir le corps étranger, il faudrait l'aller quérir avec des pinces appropriées; mais il faut savoir que cette recherche peut déterminer du spasme de la glotte et être prêt en conséquence à pratiquer l'ouverture de la trachée.

Si ces différentes manœuvres ont échoué et si les crises de suffocation sont menaçantes, il faut abandonner aujourd'hui l'ancienne pratique qui consistait à étendre le sujet sur un plan incliné, la tête dans une situation déclive et à l'aide de secousses à faire descendre le corps étranger qui, dans un accès de toux, devait être projeté à travers la glotte; il faut de suite se préparer à faire une ouverture des voies aériennes au-dessous de la glotte.

La trachéotomie ou la laryngotomie intercricothyroïdienne peuvent être employées, mais la trachéotomie étant d'un usage plus courant, c'est elle que nous recommandons.

TECHNIQUE OPÉRATOIRE. — C'est la trachéotomie inférieure qui doit être choisie chez l'adulte; chez l'enfant, comme la trachée a un diamètre très réduit, qu'elle est très courte, il faudra couper en plus le cartilage cricoïde et faire la crico-trachéo-tomie.

On reconnaîtra donc le milieu de l'anneau du cricoïde, on le fixera de la main gauche et on pratiquera au bistouri une incision de 4 centimètres. On divisera le tissu cellulaire, les muscles et on arrivera sur le cricoïde et sur les trois premiers anneaux de la trachée. L'hémostase sera faite avec grand soin et si on trouve l'isthme du corps thyroïde on le sectionnera entre deux ligatures passées avec l'aiguille de Reverdin.

Les bords de la plaie seront alors saisis entre deux écarteurs, et, après avoir encore constaté que l'hémostase est complète, le bistouri sectionnera le premier anneau de la trachée immédiatement au-dessous du cartilage cricoïde et coupera les trois premiers anneaux bien dans l'axe et le cartilage cricoïde s'il y a lieu. Un dilatateur sera alors introduit et, si le corps étranger se présente, il sera saisi avec une pince. Quelquefois, dans une quinte de toux provoquée par l'ouverture même du conduit trachéal, le corps étranger est expulsé au dehors.

Dans le cas où rien ne se montre, il faudra toujours, en maintenant la béance de la plaie trachéale, placer le sujet la tête dans une situation déclive et imprimer à la poitrine du malade des secousses destinées à déloger le corps étranger, à le mobiliser, de façon à l'attirer par son poids en face de l'ouverture de la trachée.

Si ces moyens ne réussissent pas, on pourra, à l'aide de pinces spéciales, aller à la recherche du corps étranger; mais il ne faut pas se dissimuler que ces manœuvres sont très délicates, et il vaut mieux n'y avoir recours qu'en désespoir de cause.

Aussi ne devra-t-on pas prolonger les tentatives, et, dans ce cas, il faudra mettre à demeure une canule à trachéotomie qu'on enlèvera de temps en temps pour faire tousser le malade et essayer de déterminer la sortie du corps étranger, sortie qui ne se fait quelquefois qu'au bout de quelques jours.

IV

CHIRURGIE D'URGENCE DE L'APPAREIL
CARDIO-PULMONAIRE

Nous ne parlerons pas dans ce chapitre de l'ouverture de la plèvre dans le cas de pleurésie purulente; car si le chirurgien est appelé pour une opération d'urgence, les indications en sont posées par le médecin et il n'a qu'à pratiquer une intervention simple et bien réglée; et si c'est le médecin qui a à la faire, il a le temps de s'y préparer, une ponction aseptique ayant préalablement établi le diagnostic et soulagé pour un temps le malade.

Fidèle au cadre que nous nous sommes tracé, nous nous plaçons devant les cas où il faut opérer de suite, où on ne peut ni ne doit remettre au lendemain.

A la poitrine, ce sont les *traumatismes ouverts* qui donnent lieu à l'intervention. Les *traumatismes fermés*, comme les fractures de côtes, du sternum, ne nécessitent une opération que lorsqu'il y a un enfoncement considérable des parties avec lésion du

3.

poumon ou des organes du médiastin, par un fragment osseux qui les embroche.

Dans ces cas, il ne faudra pas hésiter à ouvrir la région, à constater l'enfoncement et à réséquer la pièce osseuse cause du mal.

Ce sont là des *cas rares*.

Les *cas fréquents* de lésions thoraciques qui peuvent relever de l'intervention d'urgence sont les *traumatismes ouverts*.

Ceux-ci sont causés soit par des instruments tranchants qui ne laissent pas dans la plaie de corps étrangers, soit par des balles de revolver qui donnent lieu à des lésions, se compliquant, elles, de présence de corps étrangers dans l'intérieur des tissus.

Traitement des plaies par instruments tranchants. — Quelle que soit l'arme, la plaie est ou n'est pas pénétrante. On reconnaîtra la pénétration pleurale au pneumothorax, à la traumatopnée, la pénétration pulmonaire à l'hémoptysie.

1° **La plaie n'est pas pénétrante**; il n'y a ici à intervenir que lorsqu'il y a hémorragie artérielle, c'est-à-dire section de l'artère intercostale ou de l'artère mammaire interne. Pour saisir et lier le vaisseau, il faudra, comme dans toutes les hémorragies artérielles, agrandir la plaie, saisir le point qui donne avec une pince à forcipressure et placer un fil sur l'artère sectionnée. Si on est gêné par la présence de la côte, il n'est pas besoin de recourir

aux mille moyens cités par les vieux auteurs classiques ; il faudra, si la chose est nécessaire, après
dénudation du périoste, réséquer un bout de côte,
ce qui permettra de saisir facilement l'intercostale
ou un bout de cartilage s'il s'agit de la mammaire
interne.

2° La plaie est pénétrante.

a. *Elle intéresse le cœur.*

Elle est située dans la région cardiaque. Il existe
un écoulement abondant de sang par la blessure ;
on constate de la matité péricardique, des tendances
à la syncope ; le pouls fuit sous le doigt, est petit,
irrégulier ; on a les plus grandes présomptions pour
diagnostiquer une plaie du myocarde.

Jusqu'ici les interventions dans ces cas sont
rares, il en existe cependant dans lesquelles on a
placé des points de suture sur le cœur, et, devant
un malade qui va succomber, on est autorisé à
tenter une opération. Cette opération consiste à se
donner du jour pour reconnaître la lésion.

Technique opératoire. — Il est nécessaire de se
donner du jour, aussi recommandons-nous le procédé qui a été employé par Parrozzani : on taille
dans la région précordiale un lambeau en L allant
du bord supérieur du quatrième cartilage costal au
bord inférieur du septième. On résèque un bout des
quatrième, cinquième, sixième et septième arcs chon-

drocostaux. On lie l'artère mammaire interne, on refoule le cul-de-sac pleural et on se trouve en face du péricarde qu'on incise. On peut alors explorer

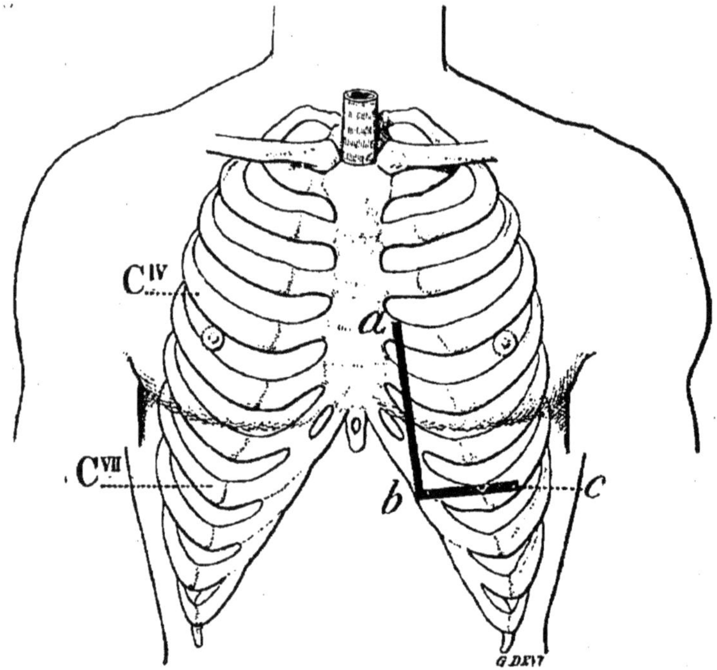

Fig. 6. — Ouverture du péricarde. Tracé de l'incision.

le cœur au besoin suturer la plaie qui s'y trouve, ou extraire le corps étranger qu'on rencontre.

b. *Elle intéresse la poitrine.* — Que le poumon soit blessé ou non, il faut parer aux accidents devant lesquels on se trouve, qui sont le pneumothorax et l'hémothorax.

Dans la majorité des cas l'hémorragie n'est pas

suffisante pour forcer à intervenir ; il se produit un hémothorax peu considérable, mais ce qui frappe c'est l'entrée et la sortie de l'air par la plaie. Autrefois on se bornait à l'obturer, soit avec un pansement collodionné, soit avec un pansement antiseptique. Aujourd'hui il faut faire mieux, on doit pratiquer la suture de la plaie et faire cette suture aussi solide et aussi étanche que possible. C'est ce qui nous est arrivé deux fois, d'abord pour un jeune homme qui avait reçu un coup de couteau dans la poitrine et dont nous avons égaré l'observation : ce blessé a guéri sans complications ; et ensuite dans l'observation suivante :

Un mécanicien, âgé de vingt-sept ans, reçoit, le 13 juin 1898, à 2 heures du matin, un coup de couteau dans la poitrine. Une heure après il entre à Lariboisière dans le service de M. Périer, où on constate une plaie pénétrante de poitrine avec traumatopnée et hernie du poumon. Celui-ci est réduit, la plaie est nettoyée et fermée par trois points de suture.

Je vois, le 13 juin au matin, le blessé qui porte en effet, à environ deux travers de doigt au-dessous du mamelon droit une plaie suturée longue de 5 centimètres et parallèle à la sixième côte. A chaque mouvement respiratoire, l'air sort par la plaie, mais en très petite quantité.

Il n'y a pas de signe d'hémothorax ; aucune complication ne se produit, pas une élévation de température. Le 23 les crins de Florence sont enlevés et le 26 le malade sort de l'hôpital complètement guéri.

Si cette suture, quoique recouverte d'un bandage très compressif déterminait un emphysème trop considérable, on serait quitte pour la défaire ; c'est donc une question de surveillance. Mais si la plaie n'est pas régulière, si ses bords sont mâchés et par conséquent impossibles à désinfecter, il faut alors ne pas faire de suture, mais au contraire drainer la plaie avec un drain gros et court par-dessus lequel on appliquera un pansement antiseptique garni de coton aseptique.

S'il y a hémothorax deux cas se présentent : 1° la plaie est large, il y a une hémorragie ; le sang coule par la plaie en abondance : on peut se demander s'il vient de la paroi ou du poumon. Dans ce cas il ne faudra pas hésiter à agrandir la plaie et à faire l'hémostase de cette plaie ; si cette dernière n'est pas en cause, et si l'hémorragie menace les jours du malade il ne faudra pas hésiter à ouvrir la poitrine pour faire l'hémostase du point qui saigne en suivant la technique indiquée par Michaux que nous donnerons plus loin ; 2° la plaie est étroite et il faut se comporter comme si on avait affaire à une plaie par balle de revolver (voir plus loin).

Nous ne dirons qu'un mot de l'*emphysème traumatique* qui peut cependant prendre des proportions telles qu'il menace les jours du malade. Pour l'éviter on pourra au besoin agrandir la plaie ou la drainer de façon que l'air ne rencontrant plus d'obstacle, ne s'insinue pas dans le tissu cellulaire, et si cet emphysème est très prononcé on pourra pratiquer de petites incisions sur les points les plus tuméfiés, pour permettre à l'air de sortir.

La *hernie du poumon* ne se rencontre que dans les plaies larges et est assez rare, elle demande à être traitée chirurgicalement. Il faut commencer par visiter la partie de poumon herniée et s'assurer de son intégrité. Si on peut la désinfecter on doit alors en opérer la réduction.

Si on n'est pas sûr de son asepsie ou si le tissu pulmonaire est altéré dans sa structure par le fait de la plaie et de son étranglement, ce qui du reste est le cas de beaucoup le plus fréquent, il faut pratiquer la résection de la poche herniée. Pour cela on placera une solide ligature au ras de l'espace intercostal et on fixera le moignon ainsi formé à la plaie qui sera ensuite suturée.

PLAIES DE POITRINE PAR BALLES DE REVOLVER

Elles sont le plus souvent pénétrantes et quand elles ne le sont pas déterminent des accidents insignifiants.

La pénétration est reconnue aux signes que nous avons indiqués plus haut, pneumothorax, hémothorax et hémoptysie.

Nous ne reviendrons pas sur ce que nous avons dit à propos des balles de revolver entrant dans la région du cœur. La conduite est la même que celle que nous avons indiquée pour les plaies par instruments tranchants.

Occupons-nous donc des *plaies de poitrine* proprement dites par *balles de revolver*.

Dans la grande majorité des cas le chirurgien n'a à intervenir que pour bien nettoyer la plaie et bien asepsier son trajet et enfin appliquer un bon pansement antiseptique.

Les choses se passent le plus simplement du monde, comme l'indiquent les deux observations suivantes prises parmi beaucoup d'autres.

Le 6 septembre 1897, le nommé N... instituteur, âgé de trente et un ans, se tire un coup de revolver dans le troisième espace intercostal gauche à deux travers de doigt du bord gauche du sternum. On le transporte à Lariboisière dans le service de M. Périer. La balle est allée se loger dans la peau de la région dorsale, où elle roule sous le doigt tout près de la colonne vertébrale.

Elle a traversé le poumon puisqu'on constate un pneumothorax étendu et de l'hémothorax. Il existe de la matité jusqu'à la pointe de l'omoplate. Enfin il y a des hémoptysies.

Il existe de la dyspnée, le malade ne peut se coucher sur le côté sain et la température de 36°,5 le premier jour, monte sensiblement à 37°,5.

Les hémoptysies continuent cinq jours, la plaie se cicatrise et malgré une élévation de température de 38°,5 ; le cinquième jour de la maladie, le malade sort guéri le 29 octobre, après extraction de sa balle, extraction pratiquée après cessation de tous les accidents pleuro-pulmonaires.

Cette seconde observation, plus récente est calquée sur la première.

C'est encore un jeune homme (dix-huit ans) qui se tire une balle de revolver dans la poitrine et qui entre à l'hôpital le 16 mai 1898. La plaie d'entrée se trouve au niveau du sixième espace intercostal gauche, un peu au-dessous et en dehors de la pointe du cœur. Le malade présente de la dyspnée et on constate de la matité dans toute la partie inférieure du thorax, matité remontant jusqu'à la pointe de l'omoplate. Pas de déviation du cœur mais du souffle.

En examinant la région dorsale, on trouve sur la partie latérale gauche du rachis à peu près au niveau des apophyses transverses, une saillie angulaire qui n'est autre que la balle de revolver.

La température du malade reste normale sauf à un moment où elle s'élève à 38°,4 et assez rapidement l'épanchement se résorbe. Un mois après, le 15 juin, le murmure vésiculaire s'entend dans toute la base du poumon et à peine reste-t-il quelques légers bruits de frottement.

On incise la peau cocaïnée au niveau du projectile qui est facilement extrait et huit jours après le malade sort de l'hôpital complètement guéri.

Les balles sont de plus parfaitement supportées par le poumon et entre quantité d'exemples, je pourrai citer celui de mon père qui ne souffrit jamais, jusqu'à sa soixante-seizième année, année de sa mort, d'une balle reçue dans le onzième espace inter-costal à l'âge de soixante-cinq ans. Cette balle avait peu de pénétration puisqu'elle s'arrêta dans la base du poumon, en donnant des hémoptysies qui durèrent douze jours, mais sans perforer le diaphragme et sans blesser les organes de l'abdo-men.

Les choses ne se passent pas toujours aussi sim-plement et il faut savoir qu'on peut rencontrer des cas dans lesquels le projectile peut pénétrer dans le ventre après avoir traversé la plèvre. Nous citons l'observation suivante comme un exemple de ce fait. Nous sommes intervenu tardivement et fortuitement, quand il faut l'avouer, une opération plus hâtive n'aurait fait que donner plus de chances de guérison à la malade ; voici cette observation.

Le 26 juillet 1896, entre dans le service de M. Pé-rier, une jeune modiste, âgée de dix-huit ans, pré-sentant une plaie de poitrine siégeant dans le sixième espace intercostal gauche. Cette plaie a été produite par une balle de revolver de petit calibre que la malade s'est tirée dans une tentative de suicide. Sous le coup la malade est tombée à terre et un médecin, après avoir tenté de reconnaître la balle avec un stylet, l'a fait transporter à Lariboisière.

L'hémorragie a été insignifiante et l'hémoptysie peu abondante.

La plaie est située dans le sixième espace gauche sur une ligne verticale abaissée du mamelon, à quatre travers de doigt de celui-ci. L'exploration au stylet permet de reconnaître que le trajet est presque vertical de haut en bas et légèrement incliné d'avant en arrière. Par la percussion, on constate à la base une zone de matité contrastant nettement avec la sonorité exagérée produite par le pneumothorax dans le reste de la plaie. La malade a une dyspnée intense ; elle souffre beaucoup et ressent, dans la région lombaire gauche, comme une sensation d'arrachement.

Pansement antiseptique et opium. Durant quinze jours, l'état ne change guère ; toujours de la dyspnée et d'inégales ascensions thermométriques fort légères. Peu à peu la plaie se ferme complètement.

Le 13 août, la blessure se rouvre et laisse sortir en abondance un écoulement de nature et d'odeur stercorale qui continue sous forme de suintement. La fièvre augmente et j'explore, le 27 août, la plaie avec un stylet qui pénètre dans une énorme cavité. Dans un mouvement de la malade, ce stylet m'échappe des doigts et passe en entier dans la plèvre.

Je fais immédiatement porter la malade dans la salle d'opérations et après anesthésie, j'agrandis l'orifice d'entrée, j'ouvre l'espace intercostal et un flot de liquide ayant l'odeur de matières fécales sort par mon incision. Je peux prendre le stylet avec une pince, mais ne réussis à l'extraire qu'après l'avoir saisi le plus près possible de ses extrémités, avec deux pinces à forcipressure et en avoir fait la section.

La cavité est lavée, il en sort un pus brunâtre teinté par des matières fécales. Je pratique ensuite une contre-ouverture dans le neuvième espace inter-costal et je draine les deux plaies.

L'odeur fécaloïde disparaît petit à petit sous l'in-fluence des lavages de la plèvre ; la température tombe, la malade reprend des forces et va mieux.

J'ai supposé que la balle, après avoir traversé le diaphragme, avait intéressé l'estomac ou l'angle du côlon, car l'odeur et la couleur du liquide retiré de la plèvre ne laissaient aucun doute sur la perfora-tion d'une partie du tube digestif.

Cette malade alla de mieux en mieux, sortit de l'hôpital avec une fistule pleurale ; je dus, dans la suite, lui faire la résection de trois côtes pour tarir la fistule et, au courant de cette intervention, je trouvai un drain qui, pendant les pansements avait été perdu dans la cavité pleurale. La guérison fut complète et durable, car j'ai revu la malade, en juin 1898 ; le poumon avait repris sa place.

Nous avons cité cette observation pour mettre le chirurgien en éveil quand il se trouvera en présence d'un coup de feu siégeant aux environs du dôme diaphragmatique, il devra à ce moment, prendre en grande considération la force de pénétration du revolver et se rappeler les rapports anatomiques de la région. Mais dans la majorité des cas, nous le répétons, les plaies pénétrantes de poitrine guérissent sans donner lieu à une intervention sanglante. Il suffit de bien asepsier la région et ce qu'on peut du trajet ; certes, il serait préférable d'extirper ce trajet infecté, mais on ne le peut, sous peine d'établir une communication directe entre la plèvre et l'air extérieur, communication qui n'existe pas à cause du retrait des tissus écartés par le passage du projectile.

Il est cependant des cas où la balle peut intéresser un des gros vaisseaux du poumon et donner lieu à une hémorragie considérable qui met la vie du malade immédiatement en danger. Autrefois, la chirurgie restait impuissante devant de pareilles blessures. A l'heure actuelle, on ne doit pas rester inactif. Il faut se comporter vis-à-vis des épanchements sanguins de la plèvre comme on se comporte vis-à-vis des épanchements sanguins intra-craniens.

Michaux, au Congrès de chirurgie de 1895, nous a donné l'observation d'un blessé qu'il a sauvé en réséquant la septième et la huitième côte, en évacuant l'épanchement sanguin et en tamponnant la partie qui saignait avec de la gaze iodoformée et nous sommes de son avis quand il dit que la mortalité étant environ de la moitié des cas dans les gros hémothorax, le chirurgien a le droit, pour ne pas dire le devoir, de tenter une intervention.

Il faut donc poser les indications de cette intervention. Voici les signes qui doivent y conduire : ils sont locaux et généraux. Les signes locaux sont la matité étendue, l'absence de vibrations thoraciques et l'égophonie. Les signes généraux sont ceux d'une hémorragie grave : pâleur, anxiété, faiblesse du pouls, de plus il doit y avoir une grande gêne respiratoire.

Il sera prudent, quand on doutera de l'intensité de l'hémorragie, d'observer le malade pendant une heure ou deux et de voir si les signes que nous venons d'indiquer vont en augmentant ou en s'amendant, ce qui permet de se rendre compte de l'aggravation de l'hémorragie intra-pleurale ou de son arrêt.

Enfin, pour intervenir, il faut qu'on soit appelé auprès du blessé dans les vingt-quatre ou trente-six premières heures.

TECHNIQUE OPÉRATOIRE. — C'est celle donnée par Michaux. Ouvrir rapidement et largement la plèvre et pour cela faire au niveau de la plèvre et suivant la région un lambeau en L, en T, en I ou en V. Réséquer au moins deux côtes sur une étendue de 8 à 10 centimètres, faire l'hémostase et ouvrir la plèvre. On peut encore, imitant la conduite de Delorme, tailler un lambeau d'un seul coup, en sectionnant les côtes au niveau de l'incision cutanée et en relevant le lambeau ainsi obtenu autour de la base adhérente.

On voit ainsi très clair et on peut facilement explorer le poumon (face externe, face interne et lobe inférieur) ; certes on est gêné pour se rendre un compte exact de la lésion par le retrait du poumon et son élasticité, mais on peut faire l'hémostase.

Celle-ci pourra simplement consister en un tamponnement à la gaze, ou encore on poura être amené à faire, avec l'aiguille de Reverdin, une suture du poumon ou à laisser à demeure une ou des pinces à forcipressure placées sur le ou les points qui saignent.

V

LÉSIONS TRAUMATIQUES DE L'ABDOMEN

La thérapeutique des affections traumatiques de l'abdomen a complètement changé depuis quelques années, et, à l'heure actuelle, presque tous les chirurgiens sont interventionistes; qu'il s'agisse donc d'une contusion du ventre, d'une plaie par instrument tranchant ou par balle de la région abdominale, il est presque toujours indiqué de pratiquer la laparotomie; ce sont ces indications et la technique opératoire à employer que nous allons retracer.

Nous commencerons par le chapitre des plaies de l'abdomen, dont la thérapeutique est aujourd'hui plus solidement établie que celle de la contusion de la même région.

PLAIES DE L'ABDOMEN

Deux grands chapitres sont ici à faire :

1° *Les plaies par instruments piquants et tranchants ;*

2° *Les plaies par balles de revolver*. — Nous ne parlerons pas de chirurgie d'armée.

Traitement des plaies de l'abdomen par instruments piquants et tranchants. — Dans toute plaie de l'abdomen, la grande question est d'abord de savoir si la plaie est pénétrante ou non ; si le péritoine a été intéressé ainsi que les organes qu'il contient, ou si le corps vulnérant s'est arrêté dans la paroi.

Ce diagnostic de pénétration est facile dans les plaies larges, délicat dans les plaies étroites, aussi est-il nécessaire de distinguer les premières des secondes. Nous dénommons *plaies larges* celles dont l'étendue est suffisante pour laisser passer une ou plusieurs anses intestinales avec ou sans épiploon, et dans lesquelles, par conséquent, le diagnostic se fait *de visu* ou par le toucher ; nous appelons plaies étroites celles qu'il est impossible d'explorer avec le doigt et dans lesquelles on ne peut diagnostiquer la blessure du péritoine, à moins que l'issue de gaz, de matières fécales ou d'un peu d'épiploon ne tranche la difficulté.

Plaies larges. — Une ou plusieurs anses intestinales accompagnées ou non d'épiploon sortent par une solution de continuité plus ou moins étendue ; que la plaie siège sur la ligne médiane ou sur les parties latérales, il est évident que c'est l'instrument vulnérant qui a commencé la laparatomie et qu'il n'y a qu'à l'agrandir et à la régulariser.

TECHNIQUE OPÉRATOIRE. — Cet agrandissement sera assez étendu pour permettre l'exploration du paquet intestinal voisin de la plaie et pour permettre de se rendre compte du point qui saigne, s'il y a une hémorragie. On commencera donc par bien laver et nettoyer les anses intestinales herniées et par les entourer d'une compresse aseptique et chaude. On placera une pince sur la base du pédicule épiploïque hernié et on agrandira l'ouverture en haut, et en bas, on liera le pédicule épiploïque qu'on réduira après section, on réduira de même l'intestin et on visitera, en les attirant au dehors, les anses voisines de la plaie. Nous ne sommes pas d'avis de pratiquer l'éviscération et le dévidement de tout le paquet intestinal, comme le veulent certains chirurgiens; nous dirons pourquoi à propos des plaies étroites.

S'il existe des solutions de continuité sur l'intestin grêle ou sur le gros intestin, elles seront suturées par des points de suture de Lembert à la soie, et les sutures seront faites de façon à ne pas diminuer le calibre du tube intestinal; dans le cas où une double incision intéresserait un segment de la même anse, en détachant pour ainsi dire un copeau de l'intestin, il faudrait pratiquer l'entérorraphie circulaire après entérectomie, si les sutures devaient réduire dans des proportions notables la lumière du conduit digestif. Ces sutures seront pratiquées, après nettoyage, sur les anses intestinales herniées et celles-ci ne seront réduites que lorsque l'étanchéité de l'intestin aura été obtenue. Le sang et les caillots seront enlevés avec des éponges ou des compresses aseptiques, la toilette du péritoine sera faite, les bords de la plaie nettoyés, au besoin même on pratiquera la résection de la partie touchée par l'instrument vulnérant et on suturera sa paroi en ménageant un drainage. On ne pratiquera un lavage du péritoine à l'eau bouillie que lorsque la contamination sera jugée s'étendre trop loin.

S'il n'y a pas de plaie de l'intestin ni de l'estomac, après avoir bien détergé le sang, bien nettoyé les anses intestinales herniées, on pourra réunir la plaie abdominale après avivement des bords contaminés par l'instrument tranchant, à l'aide d'une suture à trois plans qui, faite sur les parties latérales, ne présente aucun inconvénient, car nous savons qu'une bonne suture faite en plein tissu musculaire donne, si elle ne s'infecte pas, une cicatrice résistante qui préserve de toute éventration, aussi bien qu'une suture faite sur la ligne blanche.

Plaies étroites. — Dans ces plaies, la décision de l'intervention est parfois des plus délicates.

Prenons d'abord les deux cas suivants : a). *La plaie est étroite sans la moindre apparence d'ouverture du péritoine; b) la plaie est étroite l'épiploon sort par la plaie.*

a. **La plaie est étroite, aucun symptôme ne vient indiquer la pénétration** et pourtant elle peut avoir eu lieu ; il peut même y avoir lésion viscérale sans que dans les premières heures, celles où il faut opérer, le blessé accuse le moindre signe de perforation. Le chirurgien doit être très circonspect, c'est une des situations les plus embarrassantes dans lesquelles on puisse se trouver, non à l'hôpital, où on est dans son milieu, mais sur le terrain, par exemple, dans un cas de duel, quand l'un des adversaires vient de recevoir un coup d'épée dans la région abdominale et que le médecin présent doit prendre une décision immédiate, d'abord pour faire cesser le combat, et ensuite pour savoir si la laparatomie est oui ou non indiquée.

Il n'existe, nous le répétons, aucun signe certain de pénétration quand il n'y a issue, ni d'épiploon, ni de matières fécales, ni de gaz ; il faut donc se baser sur des symptômes qui peuvent paraître insignifiants, mais qui peuvent avoir aussi leur importance.

Tout d'abord, quand le blessé accuse une douleur vive, poignante, le forçant à porter la main sur la région et à se courber, douleur qui, par son intensité, n'est pas du tout en rapport avec une simple piqûre de la paroi, on est porté à penser que le péritoine a été touché. La pointe de l'épée qui a produit la blessure devra être examinée avec soin, et on pourra ainsi se rendre compte de l'étendue de la pénétration par l'étendue de la surface cruentée ; enfin le facies du blessé, l'ardeur du combat, l'épaisseur de la chemise, empesée ou non, et les conditions dans lesquelles le coup a été porté, entrent en ligne de compte; on voit par là la nécessité, pour le médecin, de suivre tous les incidents du combat.

Quand ces différents signes existent, il n'y a pas de doute sur la nécessité de faire cesser la lutte, mais le point très délicat, c'est de décider l'abstention ou l'intervention.

Comme elle ne peut être pratiquée qu'à domicile, on devra commencer dans tous les cas par faire sur le terrain une antisepsie rigoureuse de la plaie et de la région voisine ; on appliquera un pansement avec de la gaze iodoformée et on terminera en immobilisant le ventre à l'aide d'une bonne couche de coton et d'un bandage de flanelle très serré. Il est inutile de dire qu'on évitera, dans le transport du blessé, toutes les secousses et tous les chocs dans les limites du possible.

Rentré chez lui ou dans une maison de santé, le blessé se trouve dans la situation d'un malade blessé par un instrument piquant, apporté à l'hôpital, et le véritable rôle du chirurgien commence.

Il doit examiner sérieusement son sujet et prendre un parti avant que quatre heures se soient écoulées depuis le moment où la blessure a été faite.

A notre avis, s'il existe le moindre doute il doit prendre le bistouri. Mais comment va-t-il se comporter? Il y a encore deux cas qui se présentent : ou il y a une hémorragie plus ou moins considérable par la plaie, ou il n'y a pas d'hémorragie.

4.

Il y a hémorragie, et à plus forte raison, hémorragie abondante, il n'y a pas à hésiter : il faut aller se rendre compte de l'endroit qui saigne ; si de plus la plaie se trouve dans la région de l'artère épigastrique, on est en demeure de se demander si sa section fournit le sang et s'il y a en même temps hémorragie à l'extérieur et pénétration du sang dans le péritoine ; enfin, quand l'écoulement est continu mais modéré, il reste encore à savoir si l'hémorragie vient de la paroi ou si c'est un vaisseau de l'épiploon qui a été sectionné, et qui donne à l'extérieur le sang passant par la blessure.

Dans ces différentes conditions, le chirurgien devra toujours agrandir la plaie et voir aussi si c'est une artère de la paroi qui saigne, il peut arriver ainsi à constater une plaie pénétrante, et il se comportera comme nous le dirons plus loin.

Il n'y a pas d'hémorragie, et cependant, d'après les signes que nous avons énumérés plus haut, on soupçonne une pénétration : que faut-il faire ? Ici les avis diffèrent ; quelques chirurgiens agrandissent l'incision et essaient de suivre le trajet dans lequel un stylet a été introduit. L'exploration au stylet ne donne aucun renseignement certain, car il peut y avoir pénétration sans que l'instrument suive le trajet de la blessure, il est arrêté et vous donne, si on s'y fie, une fausse indication. De plus, il est extrêmement difficile de se rendre compte par une dissection attentive de l'ouverture ou de la non-ouverture du péritoine, ce qui tient souvent à l'étroitesse de la pénétration et aussi à l'épanchement sanguin qui s'infiltre dans les tissus, les dénature, change leur coloration à ce point qu'il est souvent impossible de savoir si on a bien suivi le trajet de l'instrument vulnérant; nous abandonnons donc cette pratique qui peut être trompeuse.

D'autres chirurgiens conseillent la laparatomie, les uns directement au niveau de la plaie, les autres toujours sur la ligne blanche. Voici quelle est notre pratique en pareil cas.

TECHNIQUE OPÉRATOIRE. — Nous ouvrons sur la ligne blanche, si la blessure siège sur elle ou suffisamment près d'elle pour que le doigt, introduit dans l'abdomen par la boutonnière ainsi pratiquée, puisse aller en face de la plaie cutanée constater par le toucher la perforation ou l'intégrité du péritoine.

Si la plaie siège sur les parties latérales loin de la ligne blanche, nous pratiquons notre boutonnière, notre petite incision exploratrice, soit sur les bords externes des droits, soit au voisinage de la blessure si celle-ci est située loin des bords externes des droits, mais autant que possible pas sur la plaie elle-même à cause de son infection.

Cette incision exploratrice demande quelque attention quand elle est pratiquée dans le voisinage de la blessure et qu'en même temps il y a une hémorragie intrapéritonéale; il est alors délicat de reconnaître quand on est arrivé sur la séreuse, tous les tissus ayant une couleur plus ou moins noirâtre, et comme les caillots peuvent agglutiner l'épiploon, les anses intestinales et le péritoine, il faudra prendre garde de ne pas perforer l'intestin.

On ne constate pas de pénétration. — Quand on a ouvert le péritoine, on examine les organes qui y sont contenus, puis on glisse la pulpe de l'index vis-à-vis de la plaie, et si on ne sent aucune solution de continuité, on n'a qu'à refermer le ventre.

On constate une pénétration. — Si au contraire on trouve un orifice fait par l'instrument piquant, il faut agrandir cet orifice et procéder à l'examen des organes situés dans le voisinage de la plaie. Tout d'abord on constatera la présence ou l'absence de sang et de caillot, et si l'hémorragie a été assez abondante on recherchera le point qui saigne. Pour cela on saisira l'épiploon, on le visitera et s'il forme un magma formé par des caillots et de la suffusion sanguine, on le réséquera après avoir placé une bonne ligature sur un pédicule qu'on fera à la limite de la partie restée saine ; s'il y a un vaisseau qui donne et qui est cause de l'hémorragie, il sera aussi lié du même coup ; cela fait, on prendra une à une les anses intestinales qui avoisinent la perforation pariétale, on visitera avec le plus grand soin toute leur surface, et après les avoir débarrassées du sang qui les macule, on les réduira.

Si on trouve une ou plusieurs plaies intestinales, on les suturera par des points séro-séreux de Lembert, comme nous l'indiquerons plus loin ; on fera ensuite la toilette de l'intestin, on replacera l'épiploon, et on aura soin en soulevant la paroi de passer un point de suture au catgut ou à la soie, destiné à fermer la plaie péritonéale faite par l'instrument vulnérant. On fermera enfin l'incision par une suture à trois plans. La blessure sera nettoyée dans son trajet et passée à l'eau phéniquée ; au besoin même il sera bon de la réséquer et de clore la perte de substance par un ou plusieurs points de sutures superficielles au crin de Florence.

Si pour un motif ou un autre, la trop grande latéralité de la plaie par exemple, on était forcé de se servir d'elle et de faire sur elle son incision, on commencerait par réséquer ses bords avant d'examiner le contenu du péritoine, pour que, pendant l'exploration, les organes ne se contaminent pas à son contact, et on procéderait après cela comme nous venons de l'indiquer.

Enfin, si on se trouvait en présence de plusieurs perforations ou d'une perte de substance de l'intestin assez grande pour avoir laissé passer des matières fécales, et qu'on eût des craintes de ne pouvoir éviter l'infection, nous ne conseillons pas de faire un lavage péritonéal, qui dissémine les germes et augmente les chances d'inoculation, mais avec des éponges d'essuyer la surface péritonéale dans tous les points qu'on peut atteindre et de faire un drainage de la séreuse.

b. La plaie est étroite, l'épiploon sort par la plaie.

— La masse épiploïque qui fait hernie est, dans les plaies étroites, généralement fort peu volumineuse et étranglée à sa base par l'orifice péritonéal. Il est inutile de le dire, il faut prendre ici les plus grandes précautions pour que cet épiploon ne se réduise pas et n'aille pas infecter la grande séreuse.

Pour cela, on commencera par placer sur son pédicule externe une pince de Kocher ou une pince à forci-pressure et on réséquera ce qui dépasse, on pourra alors faire minutieusement la toilette du revêtement cutané et de la plaie. Si la blessure est voisine de la ligne blanche on pratique la laparotomie médiane, puis on vient placer une pince de Kocher ou à forci-pressure ou un petit clamp sur l'épiploon, de manière à saisir tout ce qui entre par la plaie péritonéale ; on sectionne le pédicule ainsi formé entre le clamp et le péritoine pariétal, et le petit boudin épiploïque renfermé dans le trajet de la blessure et par consé-quent infecté, tombe facilement sous l'influence d'une traction faite à l'aide de la pince située en dehors et qui s'est opposée à sa réduction. On n'a plus qu'à placer une ligature sur le pédicule épi-ploïque, enlever la pince, le réduire dans l'abdomen, et à placer ensuite un point de suture au catgut ou à la soie sur l'orifice fait au péritoine par l'instrument piquant. Cela fait, on visite les organes de l'abdomen en se conduisant comme nous l'avons indiqué plus haut.

Si la blessure siège en dehors des muscles droits et qu'on veuille se servir d'elle comme amorce d'incision exploratrice, il faudra placer encore une pince sur l'épiploon hernié, de façon à l'empêcher de se réduire, désinfecter la peau, la hernie épiploïque et le trajet de la blessure, puis attirant l'épiploon au dehors, placer une ligature sur un point sain de l'épiploon, réséquer toute la partie infectée, couper les fils et réduire le pédicule ainsi formé. Cela fait, on peut pratiquer l'incision de la dimension voulue pour se rendre compte des dégâts produits, et se conduire, pour y remédier, comme nous l'avons déjà indiqué.

Comme on le voit, nous ne sommes pas partisan, de l'éviscération pour les plaies pénétrantes de l'abdomen par armes blanches. Notre collègue et ami Chaput, dans un rapport à la Société de chirurgie en 1895, sur une observation que nous donnerons plus loin, a combattu cette manière de faire. Il est partisan du dévidement complet de l'intestin, et pour sa part, dit-il, « appliquant le précepte d'agir (en cas de doute) toutes les fois que l'action est moins grave que l'expectation, je préférerais dévider inutilement que de m'abstenir, au petit bonheur [1] ». Nous n'avons pas été convaincu.

---

[1] Chaput. *Thérapeutique chirurgicale. Intestin. Rectum. Péritoine*, Paris, Doin, 1896.

Le dévidement est une opération longue, délicate, qui peut disséminer les germes sur tout le tuyautage intestinal, qui complique considérablement l'opération et met les malades dans un état de shock incontestable. Nous préférons donc nous abstenir de cette manœuvre et pas « au petit bonheur », car nous soutenons que les plaies par instruments tranchants ne peuvent pas être comparées dans leurs effets avec les plaies par balles de revolver où la conduite du dévidement de l'intestin est la règle. Dans les plaies par armes blanches, les lésions sont plus limitées, toujours localisées, et à moins que l'épée ne traverse le ventre de part en part, ce dont il est alors facile de se rendre compte ; on est en face de lésions intestinales qui ne portent que sur les anses qui touchent la paroi au point où elle est frappée : ces anses intéressées ne vont pas se déplacer, car le blessé est immédiatement immobilisé et les mouvements de l'intestin se trouvent diminués ou supprimés par l'hémorragie intra-péritonéale dont les caillots forment un magma qui réunit les parties atteintes, par le travail adhésif que produit immédiatement l'inoculation péritonéale et par l'état de contracture réflexe de la paroi.

Notre pratique a justifié à ce que nous venons d'avancer et notre collègue et ami Guinard défend la même opinion que nous dans le *Traité de chirurgie* de Le Dentu et Delbet, et donne de nouveaux exemples de guérison dans deux cas de plaies par instruments tranchants avec perforations intestinales, dans lesquelles il n'a pas fait de parti pris le dévidement complet de l'intestin.

Les trois observations suivantes, dans lesquelles nous avons obtenu trois guérisons, donnent raison aux idées que nous venons d'exposer.

Dans le premier cas, il s'agissait d'un jeune homme de quinze ans, qui, en coupant des rames de papier, s'était fait, avec l'extrémité d'un couteau très pointu, une plaie pénétrante de l'abdomen, plaie verticale, longue de 5 à 6 centimètres et sous-ombilicale.

Il entre à l'hôpital Saint-Louis, le 24 mai 1897; l'interne de garde constate un petit bourgeon d'épiploon qui fait saillie par la plaie et place une pince dessus pour éviter sa réduction.

J'arrive devant un malade dont l'état général est aussi bon que possible. Pas de vomissements, pas d'hémorragie, pas même de nausées, un peu de douleur localisée au niveau de la plaie.

Je pratique la laparotomie médiane, la plaie étant sur la ligne blanche je me conduis vis-à-vis de l'épiploon comme je l'ai indiqué plus haut, et le ventre ouvert, je constate la présence de quelques caillots qui sont enlevés; les anses intestinales voisines sont visitées et reconnues indemnes. Le péritoine est nettoyé avec des compresses; la plaie péritonéale et l'incision sont refermées et le malade reporté dans son lit.

Les suites de l'opération furent des plus simples. Les fils furent enlevés le neuvième jour, réunion par première intention, et le jeune malade sortit guéri quelques jours après.

La deuxième observation a trait à un homme de soixante-sept ans, qui dans une tentative de suicide s'était porté un coup de couteau dans l'abdomen. Il entra à l'Hôtel-Dieu le 25 mai 1897 et je fus appelé comme chirurgien de garde. Je trouvai un homme pâle, ayant, au dire de ceux qui l'avaient conduit, perdu une grande quantité de sang et n'ayant pas l'intelligence bien nette. C'est dans une crise d'aliénation mentale qu'il s'était, paraît-il, frappé.

La plaie, longue de 3 centimètres siégeait à 2 centimètres environ de la ligne médiane, en plein muscle droit.

Le malade était couvert de sang, mais la plaie ne donnait plus, il n'y avait pas d'issue d'épiploon et le diagnostic que je portai fut : plaie de l'artère épigastrique avec ou sans pénétration.

Je pratiquai la laparotomie médiane, je constatai la pénétration avec la pulpe de l'index et je trouvai du reste dans l'abdomen une quantité assez considérable de sang épanché. Je soulevai l'épiploon, j'enlevai les caillots et ne trouvai nulle part de lésions internes pouvant expliquer l'hémorragie : le sang venait donc de l'épigastrique. J'examinai les anses intestinales les plus proches que je trouvai normales et la toilette du péritoine faite, je plaçai un point de catgut sur la plaie péritonéale faite par l'instrument vulnérant et refermai ensuite mon incision de laparotomie par une suture à trois étages.

La blessure fut nettoyée, désinfectée et refermée.

Le 10 juin, je recevais de M. Labey, l'interne qui m'avait assisté, une lettre qui me disait que mon opéré était complètement rétabli, qu'il n'avait présenté aucun symptôme particulier et que la réunion s'était parfaitement faite par première intention.

Enfin, voici une troisième observation que j'ai communiquée à la Société de chirurgie dans laquelle il y avait double plaie du cæcum ; je n'ai pas dévidé l'intestin et la guérison a eu lieu.

Une nommée Mᵐᵉ T..., séparée de son mari depuis huit ans, se trouvait, vers 11 heures, seule dans la loge d'un hôtel de la rue Taitbout, le 27 janvier 1894, quand la sonnette de la porte d'entrée se fit entendre. Elle se leva et se trouva en face de son mari qui, sans dire un mot, lui donna trois coups de poignard, dont deux dans le ventre. Elle fut transportée à l'hôpital Lariboisière, je fus appelé comme chirurgien de garde et je me trouvai auprès de la malade quatre heures après l'accident.

Elle présentait à la région cæcale une petite plaie triangulaire et une autre semblable sus-ombilicale un peu en dehors et à gauche de la ligne médiane.

Les symptômes fonctionnels étaient peu marqués le visage pâle et anxieux, le pouls à 68, la température à 36°,8.

La malade avait vomi, il existait un léger météorisme.

Je pratiquai une première laparotomie sous-ombilicale et trouvai sur le cæcum deux orifices de 3 millimètres environ, séparés par un pont de 3 à 4 millimètres, le tout recouvert par une boulette de matières fécales avec échappement de gaz. Désinfection locale. Les deux plaies furent enterrées, par le procédé du « tout à l'égout », au fond d'un pli fait au cæcum et oblitérées par cinq points de suture de Lembert. Toilette du péritoine avec des éponges sèches ; sutures de la paroi à trois étages ; je m'occupai ensuite de la seconde perforation, je pratiquai une incision médiane sus-ombilicale et comme je ne trouvai aucun organe important de blessé je refermai le ventre.

Les suites ne furent pas très simples, le lendemain et le surlendemain il y eut quelques vomissements, l'état général étant mauvais, mais le 30 janvier, quatre jours après l'opération, l'amélioration fut notable, la malade commença à s'alimenter avec du lait, et à partir de ce moment tout alla bien jusqu'à complète guérison.

J'ai revu la malade quelques mois après, elle venait me remercier et était absolument bien portante.

Traitement des plaies de l'abdomen par balles de revolver. — La question du traitement chirurgical des plaies de l'abdomen par armes à feu, a fait l'objet de vives discussions; aujourd'hui, elle est absolument tranchée, l'abstention est rejetée par tous les chirurgiens et la laparotomie s'impose.

Nous ne nous occuperons dans ce chapitre que des plaies qu'on rencontre dans la pratique civile, c'est-à-dire des plaies par balles de revolver.

Quand le chirurgien se trouvera donc en présence d'un sujet ayant reçu dans la paroi antéro-latérale de l'abdomen un ou plusieurs coups de feu, s'il est dans des conditions d'instrumentation et d'asepsie suffisantes, il devra prendre le bistouri et opérer de la façon que nous dirons tout à l'heure.

Le diagnostic est donc ici facile à poser; la plaie d'entrée suffit pour commander l'intervention, car la paroi est si peu défendue, en avant et sur les côtés, que la pénétration est certaine. Il n'en est pas de même dans la région postérieure, où les muscles puissants qui flanquent la colonne vertébrale peuvent protéger la cavité péritonéale, surtout quand il s'agit d'un revolver de petit calibre et qui, acheté à bas prix, peut avoir peu de pénétration. Il faudra, dans ces cas, du reste fort rares, examiner le blessé, et si on a le moindre doute, faire la laparotomie. Mais, nous le répétons, les plaies de la région postérieure sont tout à fait exceptionnelles dans la pratique civile, car il s'agit toujours, ou d'un suicide ou d'une agression, et c'est en avant que sont tirés les coups de feu dans ces circonstances.

La question capitale est la suivante : *intervenir le*

plus vite possible ; on ne s'attardera donc pas à examiner longtemps son malade et même à attendre une ou deux heures pour constater l'aggravation des symptômes.

Quand il y a des signes nets de lésions viscérales caractérisées par la petitesse du pouls, de la pâleur de la face, de la tendance à la syncope, du refroidissement des extrémités, ou des signes locaux d'épanchement dans le ventre, de tympanite sous-hépatique, l'opération n'est pas difficile à faire accepter au malade, car il se sent gravement atteint ; mais il n'en est pas toujours ainsi, on peut se trouver en face d'un blessé qui a une plaie pénétrante et qui ne présente pas le moindre symptôme. L'état général est bon, il n'y a pas de signes d'hémorragie, à peine une petite douleur au niveau de la blessure, le pouls est bon, et comme la plaie d'entrée est petite, rien de ce côté, ni comme gaz, ni comme écoulement de matières, ne peut donner de renseignements.

Malgré la constatation de ces signes négatifs, il faut pourtant faire accepter au patient la laparotomie, et il est inutile de sonder la plaie pour chercher la pénétration. Le stylet arrêté par un débris de tissus peut ne pas passer et vous faire croire que le péritoine n'est pas atteint ; l'ouverture seule de l'abdomen vous donnera une certitude, vous permettra de constater par la vue, ou le toucher, la perforation péritonéale, et si elle n'existe pas, on en est quitte pour fermer le ventre en ayant la conscience d'avoir fait le nécessaire ; dans ces conditions la laparotomie est du reste inoffensive.

Il n'y a donc qu'une ligne de conduite à suivre, se rendre compte *de visu* des lésions par l'ouverture de l'abdomen et pratiquer cette ouverture le plus tôt possible. Tant que quatre heures ne se sont pas écoulées entre l'accident et l'intervention, on opère dans de bonnes conditions qui deviennent de plus en plus mauvaises à mesure que le temps marche. Nous dirons à la fin de ce chapitre quelle est la conduite à tenir quand on est appelé douze heures après le coup de feu.

Où faut-il pratiquer la laparotomie ? — Ici ce n'est plus comme dans les plaies par instruments piquants ou tranchants pour lesquelles le siège de l'incision est discutable. Dans les plaies de l'abdomen par balles de revolver, où qu'elles siègent, la laparotomie doit être pratiquée sur la ligne médiane. En voici la raison. Les lésions viscérales produites par ces engins sont le plus souvent multiples. La balle traverse la cavité péritonéale en perforant tout ce qui est sur son passage en pouvant intéresser une ou plusieurs anses intestinales, en produisant même deux plaies sur la même anse. Elle peut de plus blesser un des organes pleins de l'abdomen et comme il est de toute nécessité, pour obtenir une guérison, de suturer toutes les plaies susceptibles d'infecter le péritoine et d'arrêter les hémorragies qui mettent les jours du malade en danger, il faut absolument visiter le tube digestif et les organes qui y attiennent.

Pour ce faire, une grande incision médiane permettant l'éviscération est nécessaire, et nous dirous plus loin comment elle doit être pratiquée.

Contre-indications de l'intervention. — Faut-il opérer dans tous les cas? Pour certains chirurgiens, l'état de collapsus et de shock mettant le malade hors d'état de supporter une opération, est une contre-indication formelle ; mais nous disons avec notre collègue et ami Guinard[1] que si cet état de shock, si l'hypothermie sont le résultat d'une hémorragie interne, il faut absolument aller tarir cette source d'hémorragie. Or s'il est facile de constater l'hypothermie, il est plus difficile d'affirmer qu'elle n'est pas due à une hémorragie interne; il faut donc, si on n'est pas en face d'un malade n'ayant plus que quelques minutes à vivre, ou si on peut avoir la conviction que l'hypothermie n'est pas sous la dépendance d'une hémorragie interne pratiquer la laparotomie. C'est une dure nécessité, car on peut perdre son malade sur la table d'opération ; mais il existe des cas où la ligature d'un vaisseau a permis de rendre à la vie un blessé en état de shock, irrévocablement perdu si on n'était pas intervenu.

[1] *Traité de Chirurgie*, t. I, p. 163.

Le temps écoulé depuis le moment du coup de feu peut-il être une contre-indication ? Il arrive en effet que dans maintes circonstances le chirurgien soit appelé trop tard, c'est-à-dire plus de quatre heures après la blessure. Dans ces cas il se trouve en présence ou d'un blessé qui commence des accidents d'infection péritonéale, ou d'un malade qui au contraire se porte très bien et n'a aucun symptôme de pénétration.

Dans le premier cas, quand il y a de la péritonite, il n'y a pas à hésiter, il faut pratiquer la laparotomie pour nettoyer le péritoine, et supprimer les plaies intestinales causes de l'infection. On n'a rien à perdre, le malade est irrévocablement perdu et l'intervention est la seule chance qui lui reste. Il faudra donc opérer, même en pleine infection, si le patient a la force nécessaire pour supporter la laparotomie.

Dans le second cas, si au bout de dix à douze heures aucun symptôme ne s'est produit, si le malade n'accuse aucune douleur abdominale, ne présente aucun signe d'infection et ne demande qu'à boire et à manger, c'est, ou que le projectile n'aura pas intéressé le péritoine, ou bien que même, ayant pénétré dans la cavité péritonéale, il n'a intéressé aucun viscère important. Il ne faut donc pas songer à la laparotomie et se borner à garder le blessé au lit et à une diète lactée de précaution.

Technique opératoire. — Toute la paroi de l'abdomen, y compris la base du thorax et la racine des cuisses, sera aseptisée comme d'usage. La laparotomie sera pratiquée sur la ligne blanche. On commencera par l'incision sous-ombilicale si la plaie est située au-dessous du nombril, et par l'incision sus-ombilicale si la blessure siège plus haut que lui.

Le péritoine ouvert sur une étendue de 8 à 10 centimètres, on verra s'il y a ou non une hémorragie, et si on ne trouve pas de sang, la main sera introduite dans le ventre pour constater par le toucher la pénétration péritonéale. On sent, en effet, avec la pulpe de l'index une irrégularité, une petite dépression située vis-à-vis de l'orifice d'entrée. On peut même, si la blessure n'est pas trop éloignée de la ligne médiane, se rendre compte *de visu* de l'état du péritoine pariétal en soulevant la paroi. Si on ne trouve rien de ce côté, il est inutile de continuer ses investigations, on n'a qu'à refermer l'abdomen, et on n'a fait qu'une opération sans gravité. C'est ce qui nous est arrivé dans le cas suivant : une jeune domestique se voyant abandonnée par son amant se tira, le 4 avril 1898 à 6 heures du matin, un coup de revolver (calibre 9 mill.), au-dessous du sein gauche dans le huitième espace intercostal.

Je la vois à 9 heures à l'hôpital Lariboisière. Le pouls est petit, fréquent (110 pulsations), le faciès grippé et de plus le malade a des vomissements qui se répètent.

Je la fais transporter dans la salle d'opérations

et pendant qu'on la prépare, je constate la présence de la balle dans la région lombaire. Malgré les probabilités d'un trajet en séton, je pratique néanmoins une laparotomie sus-ombilicale et la pulpe de l'index explorant le péritoine ne me fait découvrir aucune perforation. Il n'y a pas de sang dans le ventre ; l'estomac et l'épiploon sont sains.

Je referme l'abdomen par une suture à trois plans. Les suites furent excellentes et la balle fut extraite consécutivement.

Une fois le ventre ouvert, si on constate la présence du sang dans la cavité péritonéale, il faut en aller chercher la source ; à cet effet, on agrandira suffisamment l'incision médiane, on examinera l'épiploon, on se rendra compte de l'abondance de l'hémorragie, et on est autorisé à faire l'éviscération quand on ne trouve pas facilement la plaie vasculaire qui donne. Dans ce cas, l'incision ira du pubis à l'appendice xyphoïde, le paquet intestinal sera amené au dehors et maintenu dans des serviettes aseptiques et chaudes ; dans ces conditions, il est possible d'examiner le mésentère, le foie, la rate et les troncs artériels qui partent de l'aorte. On profitera de l'éviscération pour examiner l'intestin grêle et le gros intestin et rechercher les plaies que le projectile a faites ; ces plaies seront repairées et oblitérées préventivement avec des pinces à forcipressure et suturées comme nous le disions tout à l'heure.

S'il n'existe pas d'hémorragie, il est inutile de pratiquer l'éviscération, manœuvre nécessaire parfois, mais qui augmente toujours la gravité de l'intervention. On se bornera donc, à travers l'incision ombilico-pubienne ou ombilico-xyphoïdienne, à dévider l'intestin grêle. Pour ce faire, on saisira la première anse qui se présentera, après avoir au préalable relevé l'épiploon ; puis, comme l'indique Chaput [1] on traversera son mésentère avec une sonde cannelée qu'on laissera à cheval sur l'incision de la paroi, et on dévidera tout ce qui se trouve d'intestin au-dessus et au-dessous, en suturant les perforations au fur et à mesure qu'on en trouvera. On examinera aussi le cæcum, le côlon et l'S iliaque, et après avoir nettoyé la cavité péritonéale avec des éponges bien sèches, on refermera le ventre sans faire l'éviscération ni le lavage du péritoine. Ces deux dernières manœuvres seront réservées aux cas où les plaies sont multiples et dans lesquels il s'est fait un abondant épanchement de matières fécales dans le ventre.

L'examen de l'estomac ne sera pas non plus oublié.

Plaies de l'intestin et de l'estomac. — Si la perforation est petite, il suffira de la fermer avec des points séro-séreux de Lembert qu'on placera en nombre suffisant, et on en fera deux étages.

Si la perte de substance est assez grande pour

[1] *Thérapeutique chirurgicale. — Intestin. Rectum. Péritoine,* p. 17.

que sa réparation amène un rétrécissement du calibre de l'intestin capable de compromettre le cours des matières, il n'y a pas à hésiter, il faut faire une résection de l'anse intestinale blessée.

On commencera donc par isoler le segment à enlever avec deux pinces à pression douce dont les mors sont revêtus de tubes de caoutchouc ; on agira autant que possible hors de la cavité abdominale en attirant au dehors la masse formée par l'anse blessée et les pinces ; on isolera le tout avec des compresses stérilisées et on réséquera la partie perforée. On nettoiera avec le plus grand soin à l'aide de petits tampons trempés dans l'eau phéniquée et exprimés, les deux culs-de-sac formés par les pinces à pression et la partie libre de l'extrémité intestinale, et par une entérorraphie circulaire on accolera ces deux extrémités l'une à l'autre. A cet effet, on fera d'abord un surjet sur la muqueuse, en commençant par le point d'insertion du mésentère. On pratiquera ensuite un premier plan de sutures séro-séreuses (Lembert), premier plan qui sera renforcé par une seconde rangée de sutures semblables.

On pratiquera encore la résection intestinale quand la vitalité de l'anse sera compromise par une plaie d'une artère mésentérique importante ou par une désinsertion large du mésentère.

Ces résections intestinales, qui paraissent très graves, sont cependant suivies de succès. Au dernier Congrès de la Société allemande de chirurgie (avril 1898, Berlin), M. Poppert (de Giessen) a cité une observation dans laquelle un coup de revolver avait produit douze déchirures de l'intestin. Il dut pratiquer la résection de l'intestin grêle en cinq points différents et obtint une guérison complète. M. Bessel-Hagen (de Charlottenbourg) dut aussi réséquer une partie notable de l'intestin grêle perforé en onze endroits par une balle de revolver.

Pour les blessures du gros intestin, on aura recours aux mêmes procédés quand la situation de cet organe permettra de pratiquer les sutures ; mais dans les hypochondres, dans le bassin, le gros intestin peut ne pas être suffisamment accessible pour faire une opération aussi délicate qu'une entérorraphie circulaire, par exemple. Force sera donc d'établir un anus contre nature en amont de la perforation et de tamponner à la gaze iodoformée la partie blessée. Quand il sera possible d'établir une entéroanastomose, on le fera ; on évitera ainsi la création d'un anus contre nature.

Le bouton de Murphy semble être de plus en plus abandonné en France. Il est cependant certain qu'entre les mains des chirurgiens qui ont l'habitude de s'en servir, il abrège la durée de l'intervention ; on pourra donc l'utiliser quand on en aura de bons à sa disposition.

Les blessures de l'estomac comportent la même thérapeutique que les plaies de l'intestin. On isolera donc avec des pinces un peu spéciales le segment à suturer, et après toilette de la partie isolée, on pratiquera les trois rangées de sutures dont nous avons parlé pour l'intestin. Ces sutures sont rendues plus faciles par l'épaisseur des tuniques de l'estomac.

Plaies de l'épiploon et du mésentère. — Si l'épiploon saigne il faut appliquer une pince à forcipressure et placer une ligature à la soie sur le point qui donne ; mais s'il est maculé par du sang mélangé à des matières fécales, on pourra réséquer la partie ainsi infectée en la pédiculisant par une ligature, ou en plaçant une ligature en chaîne.

Quand le mésentère est intéressé et que la plaie saigne, on recherchera le point par où se fait l'hémorragie et on y placera une pince, puis une ligature ; nous venons de donner plus haut la conduite à tenir quand l'artère liée est assez importante pour déterminer une gangrène partielle de l'intestin.

Plaies du foie et de la vésicule biliaire. — Les plaies du foie peuvent donner lieu à une hémorragie considérable et très difficile à arrêter. Le tissu hépatique est en effet friable, les ligatures y sont presque impossibles et on est réduit à pratiquer la suture de la plaie pour faire l'hémostase. Cette suture, pour ne pas déchirer la glande, devra être faite avec de la soie plate très grosse et à points séparés. On prendra, avec l'aiguille de Reverdin, une grande quantité de tissu hépatique.

Si on peut placer une pince hémostatique sur le

point qui donne, elle pourra être laissée à demeure pendant quarante-huit heures.

La vésicule biliaire devra être suturée par un double étage de sutures à points séparés (Lembert), si la déchirure qu'elle porte est petite. Si la plaie vésiculaire est grande, si elle siège dans la profondeur de l'abdomen, sous le foie et que sa suture soit impossible, il faudra l'enlever, si on le peut, en pratiquant une cholécystectomie. Enfin, quand, malgré la suture, la plaie du foie continue à saigner et à plus forte raison quand on ne peut remédier à la blessure de l'appareil excréteur du foie et que la bile s'écoule par la plaie, il faut de toute nécessité tamponner la plaie avec de la gaze aseptique qui établira un drainage extérieur.

Plaies de la rate. — Elles doivent être traitées comme celles du foie ; mais il existe ici une ressource qu'on n'a pas pour la glande hépatique, c'est la possibilité d'enlever l'organe.

Dans les déchirures très étendues de la rate, on n'hésitera pas à pratiquer la splénectomie.

Nous dirons, en traitant de l'appareil urinaire, quelle est la conduite à tenir dans les blessures du rein et de la vessie.

Dans tous les cas on n'a pas à s'occuper de la balle, si on la rencontre pendant les explorations on pourra l'extraire, mais la plupart du temps il est impossible de savoir où elle a été se loger.

Il est bien entendu que toutes les fois que le tube digestif aura été intéressé, on pratiquera un bon drainage de la cavité abdominale. Si, pendant l'opération on s'aperçoit que les forces du malade faiblissent ou si même, au moment de la commencer, on voit qu'on a affaire à un sujet atteint de shock, surtout quand ce shock est produit par une hémorragie interne, il faudra pratiquer, pendant l'intervention, des injections de sérum dans le tissu cellulaire.

CONTUSIONS DE L'ABDOMEN

De tous les traumatismes de l'abdomen, c'est la contusion qui met le chirurgien dans la situation de beaucoup la plus délicate, car, tandis que pour les blessures par armes blanches, une constatation limitée à l'endroit de la blessure suffit pour montrer ou non la pénétration, par conséquent la possibilité d'une lésion viscérale ; tandis que dans les coups de revolver, la pénétration doit être considérée comme certaine, dans la contusion de l'abdomen, on ne peut arriver qu'à des probabilités ; c'est d'après la constatation de symptômes plus ou moins nets qu'on doit décider la laparotomie qui, elle, de son côté, décide de la vie des malades.

Nous nous mettons en face d'un blessé près duquel le chirurgien est appelé immédiatement après l'accident et chez lequel une péritonite déclarée ne vient pas apporter la malheureuse et trop tardive certitude de la lésion du tube digestif.

Le seul diagnostic important à établir est le suivant : *Y a-t-il ou non une lésion intra-abdominale ?*

Les symptômes présentés par le malade doivent ici seuls servir de guide.

Quand ils sont très nets, il n'y a pas de doute. Un homme qui vient d'être tamponné, par exemple, et qui présente de la pâleur de la face, de l'anxiété du visage et des sueurs froides perlant constamment de son front, dont le pouls est petit, précipité, fuyant, qui vous regarde d'un œil inquiet et déjà un peu terne, qui a la respiration anxieuse et se plaint de douleurs violentes dans l'abdomen, présente des signes généraux qui ne laissent pas de doutes et qui sont accompagnés de symptômes locaux appelant l'intervention. Ces symptômes locaux sont les suivants : la contracture des muscles de l'abdomen qui sanglent les viscères et les immobilisent et rendent le palper absolument négatif et puis la douleur à la pression. Celle-ci n'est pas toujours localisée au point de choc, mais elle peut l'être et il faut en tenir compte.

Il est évident que devant de pareils symptômes on ne doit pas hésiter, il y a une lésion grave, il faut s'efforcer de déterminer laquelle et en tout cas y aller voir.

Le tableau n'est pas toujours le même. Le malade peut être calme, ou au contraire se tordre sur son

lit et donner les marques d'une extrême agitation ;
il peut présenter une fracture soit à un membre, soit
dans la région thoracique et il est alors quelquefois
difficile de faire la part de ce qui appartient à la
lésion intra-abdominale ou au bris osseux. Il peut
encore avoir un vaste épanchement sanguin sous-
cutané contenant une quantité de liquide suffisante
pour expliquer la petitesse du pouls. Enfin, il peut
ne présenter que fort peu des signes que nous avons
signalés tout à l'heure et dans ces conditions, il est
très difficile de faire le diagnostic de lésion intra-vis-
cérale et pourtant ce diagnostic peut être fait la plupart du temps.

Certes il ne pourra être question d'une intervention dans le cas de traumatismes très légers de
l'abdomen. On a bien dit qu'il était impossible de
dire où s'arrêtaient les cas légers pour faire place
aux cas graves, qu'un traumatisme d'une très faible
intensité était suffisant pour produire des lésions
mortelles. Le fait est malheureusement vrai ; mais
nous ne devons pas raisonner sur des exceptions.

Le diagnostic de traumatisme léger ou grave de
l'abdomen est fait par le malade lui-même, qui ne
s'adresse au chirurgien que lorsqu'il se sent atteint
sérieusement, et, dans ce cas, on trouve une douleur exagérée qui indique une lésion sérieuse ; on
constate de la contracture des muscles de l'abdomen
et on trouve que le facies est celui d'un homme
gravement blessé. Une observation minutieuse

s'impose donc dans ces conditions, et aucun détail n'est à négliger.

Tout d'abord on s'enquerra de la nature et de l'intensité du choc; on sait que les traumatismes sont d'autant plus redoutables que l'individu est appuyé sur une surface résistante et que l'abdomen se trouve contusionné entre un plan immobile et un plan frappant; s'il s'agit d'un coup de pied de cheval, on s'informera s'il a été reçu à la volée, si un seul fer ou si deux fers ont porté; s'il s'agit d'une chute on demandera de quelle hauteur et quelle est la partie du corps qui a porté; mais il faut savoir qu'une chute d'un premier étage sur le trottoir suffit pour déterminer une rupture intestinale, comme le prouve l'observation suivante :

Un nommé L. J... entre dans le service de M. Périer, le 1er avril 1895. C'est un ouvrier maçon qui vient de tomber, au cours de son travail, d'un échafaudage d'une hauteur de 5 mètres environ.

La chute a eu lieu sur le ventre, et il est à noter que le blessé est d'un gros poids; mais d'après les renseignements il est tombé à plat sans rencontrer un corps saillant ou l'angle du trottoir. Une voiture d'ambulance le transporte à l'hôpital Lariboisière et le malade a la force de venir à pied, soutenu par un camarade, du bureau des entrées à la salle Chassaignac, ce qui représente une cinquantaine de mètres.

A l'examen, on constate de la pâleur du visage, de l'angoisse; une sueur froide perle au front et aux extrémités. La dyspnée est peu intense, le pouls donne 70 pulsations et est normal. Il n'y a pas de vomissements, pas de nausées. Mais la douleur du ventre est intolérable ; elle arrache des soupirs au malade et l'oblige à rester assis dans son lit, le tronc légèrement fléchi. Elle est généralisée à toute la paroi abdominale qui est contracturée.

On constate en outre une fracture de l'extrémité inférieure du radius et une fracture de la quatrième côte.

C'est surtout l'intensité de la douleur qui décide mon intervention, et je pratique la laparotomie. L'abdomen ouvert, je trouve déjà des lésions commençantes de péritonite (trois heures après l'accident). Je procède à l'examen méthodique du tube digestif et je trouve une section presque complète de l'intestin grêle correspondant à la première portion du jéjunum et perpendiculaire à son axe. Rien ailleurs.

J'excise les bords contus de la solution de continuité et je pratique une entérorraphie circulaire (deux plans séro-séreux). Je fais la toilette du péritoine avec des éponges sèches et je ferme l'abdomen en mettant un drainage.

Pendant les jours qui suivirent, l'opéré alla fort bien et présenta une température normale. Quatorze heures après l'opération, il rendit des gaz par le rectum ; le troisième jour il eut une selle normale.

Le quatrième jour, on m'apprend que le malade

avait introduit sa main sous son pansement et je trouve celui-ci défait. Le lendemain, cinquième jour, la température montait à 38°,5 ; mais pas le moindre symptôme de péritonite ; le septième jour, la température s'élève à 40° ; on lève le pansement, il existe de la suppuration de la paroi et un écoulement de sérosité roussâtre ; en même temps l'état général devient mauvais et la mort a lieu dans la nuit du septième au huitième jour.

L'autopsie pratiquée par M. Dufour, interne du service, montre des lésions de péritonite localisées seulement au niveau des anses intestinales qui étaient en rapport avec la paroi atteinte de suppuration. La portion de l'intestin grêle suturée est complètement cicatrisée et ne présente pas trace de péritonite.

Cet opéré eût par conséquent guéri s'il n'eût pas défait son pansement et infecté sa plaie.

Dans cette observation, la rupture pour ainsi dire complète de l'intestin n'est pas en rapport avec le peu de hauteur de la chute, l'abdomen n'ayant pas porté directement sur un corps saillant, et il est difficile d'expliquer cette section de l'intestin ; dans l'observation qui va suivre, le traumatisme fut considérable, et pourtant aucune lésion viscérale grave n'en résulta.

Le 24 mars 1895, je fus appelé auprès d'un jeune homme de vingt-cinq ans, journalier, qui venait d'être apporté à l'hôpital. Une de ces grandes voitures de courses, traînée par cinq chevaux et pleine de monde, venait de lui passer sur le ventre. L'abdomen avait été pris par la roue en écharpe, de l'épine · iliaque antérieure gauche à la partie moyenne des fausses côtes droites.

Quand je vis le blessé, la face était pâle, le pouls petit, fuyant ; il y avait un peu d'hypothermie, mais pas la moindre nausée. Localement, il existait un épanchement sanguin considérable à la partie anté- rieure de la cuisse gauche, dans l'aine et même sous la peau de la région iliaque du même côté, et un autre épanchement sanguin au niveau des der- nières côtes droites. Le ventre était relativement souple à droite, mais très douloureux à gauche, et il était difficile de savoir si cette douleur était due à la contusion des parties molles de la paroi ou à une lésion intra-abdominale.

Devant la faiblesse et la petitesse du pouls, la pâleur du visage et les sueurs froides que présen- tait le blessé, je me décidai à pratiquer une laparo- tomie exploratrice, jugeant une hémorragie intra- péritonéale possible, et je fis conduire le malade dans la salle d'opération ; mais une fois là, pour des raisons matérielles, je n'intervins pas et je pres- crivis un traitement médical.

Je fis prendre des nouvelles de ce jeune homme, dont l'état s'améliora rapidement, et qui, le 31 mars, paraissant hors de danger, sortit sur sa demande de l'hôpital, sept jours après y être entré.

Il est évident que, dans ces conditions, mon intervention eût été inutile, mais faite avec les moyens dont nous disposons actuellement, elle eût été innocente. Je m'expliquai donc la petitesse, la faiblesse du pouls, la pâleur du visage, par l'intensité du choc et par les épanchements sanguins assez vastes qu'avait produits la roue en passant.

Comme on le voit et on pourrait en multiplier les exemples, l'intensité du traumatisme donne peu de renseignements, mais il est des symptômes, dont nous avons déjà parlé, qui même isolés et surtout réunis doivent décider le chirurgien : c'est la douleur intense, disproportionnée aux autres symptômes ; c'est la contracture des muscles abdominaux qui est constante quand il y a une lésion intra abdominale ; c'est la faiblesse du pouls, sa petitesse, sa fréquence concordant avec de la pâleur du visage, des sueurs froides et un état de dépression bien nette. C'est aussi parfois l'agitation des blessés qui ne peuvent rester immobiles, qui changent continuellement de position ; c'est enfin la sonorité préhépatique, symptôme inconstant mais précieux quand on le rencontre, car il prouve la rupture du tube digestif, l'envahissement du péritoine par les gaz qui viennent écarter le foie de la paroi et donnent une percussion sonore là où on devrait rencontrer de la matité.

Tous ces symptômes peuvent, nous le savons, exister à un degré plus ou moins accentué et parfois la décision à prendre est délicate ; mais il faut savoir qu'une laparotomie exploratrice bien faite est sans danger et que chaque jour il meurt des contusionnés de l'abdomen d'hémorragie ou d'infection, que l'opération aurait pu sauver. Donc, dans le doute, il faut être interventionniste, et pécher plutôt par excès d'opération que par défaut, si bien entendu et nous le répétons, on peut réaliser toutes les conditions d'asepsie désirables.

On opérera donc le plus tôt possible, sans vouloir comme autrefois relever le malade, le remonter, pour rendre l'intervention moins dangereuse. Si le blessé est en hypothermie c'est qu'il perd du sang ou qu'il a une lésion viscérale grave, dans les deux cas les symptômes ne peuvent que s'accentuer, et de plus l'infection péritonéale fait des progrès rapides. Il faut donc intervenir le plus tôt possible en réchauffant son malade, en opérant dans une salle très chauffée et en lui faisant pratiquer, pendant qu'on opère des injections de sérum.

TECHNIQUE OPÉRATOIRE. — Les précautions d'usage prises et le champ opératoire asepsié, on pratiquera une laparotomie médiane sous-ombilicale. C'est à ce point qu'il faut ouvrir, tous les chirurgiens sont d'accord sur le siège de l'incision. On commencera par faire une petite ouverture, une boutonnière, comme le veut Guinard, qui la pratique avec la cocaïne, trouvant qu'elle est ainsi plus facile à faire accepter au blessé lorsqu'il y a un doute

ROCHARD. 6

réel sur la possibilité d'une lésion. Le péritoine ouvert, plusieurs cas se présentent : ou on se trouve en face d'une hémorragie intra-péritonéale et le sang vient immédiatement montrer l'opportunité de votre intervention, ou à travers la petite ouverture on voit des anses intestinales hypérémiées, rouges et même présentant des fausses membranes en même temps qu'on peut constater la présence de gaz ou de matières intestinales ; enfin on peut, au premier abord, ne rien trouver qui indique une lésion.

Quelle est la conduite à tenir dans ce dernier cas? Il faudra agrandir un peu l'incision de façon à pouvoir explorer les anses intestinales et les dévider sans faire l'éviscération, mais en réintégrant l'intestin au fur et à mesure qu'on l'aura sorti ; dans cette manœuvre on ne tarde pas à découvrir soit un peu de liquide, soit une anse hyperémiée, soit même des parcelles noirâtres preuve d'une perforation du tube digestif. Le gros intestin et l'estomac seront aussi examinés ainsi que l'épiploon.

Disons que souvent cet organe est atteint dans les contusions de l'abdomen, et il nous a paru que lorsqu'on ne le rencontrait pas immédiatement au-devant de l'intestin aussitôt la laparotomie faite, il y avait des chances pour qu'il fût intéressé. Il se recroqueville dans ces cas, se replie et remonte à la partie supérieure de l'abdomen. C'est ce qu'il nous a été donné de constater encore dernièrement dans une intervention dont voici les principaux traits saillants.

Le 3 mai 1898, entre à Lariboisière dans le service de M. Périer, un journalier âgé de cinquante ans, qui à midi avait reçu deux coups de pied de cheval dans l'abdomen.

Il ne fut transporté salle Chassaignac qu'à neuf heures du soir, et son état n'inspira pas assez d'inquiétude pour faire chercher le chirurgien de garde.

Le lendemain 4 mai à la visite, je trouvai un homme dans un état grave. Le visage était défait, pâle, des sueurs froides inondaient ses tempes. Le pouls était faible, dépressible, très fréquent. Il y avait de l'anxiété respiratoire, un peu d'hypothermie; mais pas le moindre vomissement. Les douleurs du ventre étaient intenses, généralisées. A l'examen local, aucune plaie, aucune ecchymose, pas de ballonnement au contraire, de la contracture des muscles de la paroi, un peu de matité à la partie inférieure de l'abdomen ; pas de sonorité préhépatique.

Je fis immédiatement transporter le malade à la salle d'opérations, et je pratiquai la laparotomie sous-ombilicale. Aussitôt le péritoine ouvert, il s'écoula une quantité considérable de liquide sanguin mêlé à de la sérosité inflammatoire. J'épongeai le sang, j'agrandis mon incision et je ne vis pas l'épiploon ; mais des anses intestinales rouges et enflammées furent attirées et sur plusieurs d'entre elles existaient des fausses membranes. Je saisis en haut l'épiploon ratatiné que j'attirai et à sa suite le côlon transverse qui portait une large perforation de 3 centimètres. Celle-ci était trop grande pour être traitée autrement que par la résection intestinale que je fis suivre d'une entérorraphie circulaire à trois plans.

Pas de lavage de l'abdomen, mais nettoyage à l'éponge, fermeture de l'abdomen avec drainage aux deux extrémités de l'incision. Injections de sérum ; le pouls se remonta, mais, comme je le prévoyais, cet homme mourut dans la nuit. Il avait été opéré trop tard.

L'autopsie montra qu'il n'existait pas d'autres lésions.

Reprenons notre opération. Si les recherches ont été vaines, il faut refermer l'abdomen, et dans les conditions d'asepsie que nous pouvons réaliser aujourd'hui, l'intervention exploratrice ne doit déterminer aucun accident.

Si l'abdomen renferme du sang, il peut, ou provenir de la rupture d'un vaisseau, ou d'un organe comme le foie et la rate, ou bien encore l'hémorragie peut être accompagnée d'une perforation du tube intestinal.

La première chose à faire sera d'abord d'arrêter l'hémorragie, et il faudra commencer par en rechercher la source. Les déchirures de l'épiploon et du mésentère sont fréquentes, et il faudra commencer par porter ses investigations de ce côté. Une pince à forcipressure sera placée sur le point qui donne, et une ou plusieurs ligatures seront ainsi pratiquées suivant les circonstances.

C'est ce que nous avons fait dans une intervention toute récente :

Étant de garde le 7 juillet 1898, je fus appelé à l'hôpital Saint-Antoine auprès d'un jeune boulanger, de dix-huit ans, sur le ventre duquel une voiture, pesamment chargée, venait de passer. Il n'existait pas de symptômes bien nets si ce n'est de la contracture des muscles de l'abdomen, de la douleur dans le ventre et un peu de shock. Je pratiquai cependant la laparotomie et trouvai du sang dans le ventre. Cette hémorragie, de peu d'importance du reste, provenait d'une déchirure de l'épiploon. Je mis une pince sur le point qui donnait, fis placer une ligature et me mis en devoir d'examiner les anses intestinales voisines du centre de traumatisme ; l'une d'elle portait une déchirure assez étendue de la séreuse, déchirure qui fut suturée à l'aide de points de Lembert.

Le 19 juillet, M. Monod, l'interne de garde qui m'avait aidé, m'écrivait : « Pas un jour de fièvre ; le pansement a été retiré au bout de huit jours ; réunion par première intention ; le malade s'est levé aujourd'hui pour la première fois et doit sortir le 25. »

Mais il faut savoir qu'il est très difficile de trouver la source de l'hémorragie au milieu des anses intestinales ; l'observation que nous allons donner en est une preuve, et nous conseillons d'opérer avec deux aides. Il faut en effet deux mains pour maintenir les anses intestinales, deux mains pour écarter la paroi et étancher le sang, et l'opérateur a besoin de ses dix doigts pour se rendre compte de la source de l'hémorragie et y placer une pince. Quand on n'arrive pas de suite à se rendre compte du point d'où vient le sang, il ne faut pas hésiter à agrandir son incision jusqu'à l'appendice xyphoïde et au besoin à en faire tomber une seconde transversale sur la première ; cela fait, il faut pratiquer l'éviscération, car lorsque c'est la mésentérique supérieure, ou une veine rénale, ou une déchirure de la veine-porte qui donne, l'hémorragie est considérable et il faut aller vite.

Voici l'observation à laquelle nous avons fait allusion plus haut, rédigée par M. Féron, l'interne du service :

Le nommé Dailmet (Jean), âgé de quarante-six ans, employé à la gare du Nord, entre à la salle Nélaton, le 4 juin 1898.

Il a été tamponné à 10 heures ; il est amené à l'hôpital immédiatement et opéré à 11 heures et demie.

Le malade a toute sa connaissance ; il est très pâle ; sueurs visqueuses sur le visage, lèvres décolorées, yeux excavés ; respiration non augmentée de fréquence ; pouls presque imperceptible ; température paraît abaissée (n'a pas été prise). Le ventre est contracturé ; il y a en outre de la matité dans les flancs et à l'hypogastre. Laparotomie. Anesthésie par le chloroforme. Incision médiane étendue de l'ombilic au pubis.

Le tissu cellulaire et les muscles sont infiltrés de sang ; je tombe sur le péritoine pariétal ; une bou tonnière faite à ce niveau donne issue à du sang ruti- lant ; j'agrandis alors la boutonnière aux ciseaux ; le ventre est plein de sang ; le grand épiploon apparaît t.. ''abord présentant une large déchirure grande co.. e une paume de main ; il ne saigne pas.

..émorragie paraît venir du bassin ; je relève en haut le paquet intestinal qui est maintenu dans cette position au moyen de compresses ; le petit bassin apparaît alors plein de sang, et je ne peux arriver à le vider ; j'ai l'impression que le malade va mourir dans quelques secondes si je tarde à découvrir la source de l'hémorragie ; je pense avoir affaire à une déchirure d'un gros vaisseau, artère ou veines iliaques primitives, peut-être même veine cave ; la compression digitale de l'aorte faite au-dessus de sa bifurcation n'a aucune influence sur l'hémorragie ; le malade est de plus en plus pâle, l'hémorragie paraît s'arrêter, et cela parce que le pouls ne bat plus ; l'incision primitive est vite agrandie par en haut, et du milieu de la lèvre droite de l'incision médiane j'en fais partir une autre transversale ; l'estomac paraît sain ; le foie et la vésicule égale- ment ; la face supérieure du foie est explorée avec soin ainsi que le rein du côté droit ; le paquet intestinal est rejeté vers la droite et je tombe alors sur la cause de l'hémorragie ; j'aperçois en effet, à quelque distance de l'extrémité supérieure du mésentère, un jet artériel que je parviens à saisir avec une pince ; on voit alors que le mésentère présente une longue déchirure oblique partant tout près de son insertion à la colonne vertébrale et se dirigeant vers le cæcum ; l'intestin grêle est en outre séparé de son mésentère sur une très grande étendue ; la désinsertion du mésentère de l'intestin n'a pas eu lieu au même niveau sur toute l'étendue de l'intestin grêle ; en certains points le méso est déchiré au ras de l'intestin ; en d'autres, environ quatre travers de doigt de mésentère adhèrent à l'intestin qui ne reste rattaché à la colonne vertébrale que par une grosse artère qui forme une véritable corde nettement isolée ; on met par mégarde une ligature sur cette artère ; elle est enlevée rapidement ; un surjet à la soie est fait sur la lèvre droite de la déchirure mésentérique et prolongé en haut jusqu'au point où la ligature de l'artère, cause de l'hémorragie, a été pratiquée ; je ne songe même pas à faire une entérectomie suivie d'entérorraphie, à cause *de la trop grande quantité d'intestin qu'il eût fallu réséquer.* Le ventre est refermé au moyen d'un seul plan de sutures ; pendant l'opération, injections intra-veineuses de sérum ; piqûres d'éther, caféine.

Le malade se réveille et a toute sa connaissance. On estime à au moins 2 litres la quantité de sang qu'il a dû perdre.

Il meurt à 4 heures du soir ; la température après l'opération n'a pas été prise.

Voici le résultat de l'autopsie :

Le ventre renferme seulement un peu de sang dans l'excavation. Disjonction de la symphyse pubienne. Sang épanché dans la cavité de Retzius. Vessie pleine d'urine, intacte.

En aucun point il n'y a de perforations de l'intestin ; l'intestin grêle présente sur sa surface des ecchymoses de la largeur d'une pièce de cinquante centimes en assez grand nombre.

A 51 centimètres au-dessus du rectum, l'intestin grêle, sur une longueur de 28 centimètres, est privé de méso qui a été arraché au ras de son insertion.

Au-dessus de ce point sur une longueur de 98 centimètres le mésentère a été déchiré à quatre travers de doigt de l'intestin ; c'est cette partie de l'intestin grêle qui était seulement rattachée à la colonne vertébrale par la grosse artère qui avait été liée pendant l'opération et dont on avait enlevé la ligature.

Enfin, au-dessus de ce point, sur une longueur de 19 centimètres, l'intestin présentait le même aspect qu'à 51 centimètres au-dessus du cæcum.

L'artère source de l'hémorragie était une branche collatérale de la mésentérique supérieure destinée à l'intestin grêle ; les branches coliques de cette artère étaient en effet indemnes ; le tronc lui-même de l'artère était intact ; la grande veine mésaraïque était très fortement contusionnée mais non rompue; la troisième portion du duodénum était ecchymotique dans toute son étendue, mais non perforée.

Le foie, les reins, la rate étaient sains ; ainsi que le pancréas.

Ces cas, comme on le voit sont presque au-dessus des ressources de la chirurgie ; car pour être complète notre opération eût dû comporter la résection de toute la partie de l'intestin séparée du mésentère, résection suivie d'une réunion à l'aide du bouton de Murphy. Nous n'avons pas pratiqué cette entérectomie, car notre opéré n'était pas en état de la supporter, et il le sera bien rarement à cause de l'abondance de l'hémorragie. C'est cependant la seule pratique convenable, et il est possible que dans les cas rares où on aura pu immédiatement arrêter le sang cette opération réussisse.

Quand c'est le foie qui saigne, l'hémostase est parfois très difficile à faire, à cause de la friabilité du tissu hépatique ; il ne faut donc pas songer ici à placer une ou plusieurs pinces hémostatiques ; c'est en accolant les bords de la déchirure qu'on arrivera à arrêter l'écoulement du sang. On prendra donc une forte aiguille de Reverdin courbe et on traversera le tissu hépatique sur une grande épaisseur ; on fera des points séparés avec de la soie plate et très grosse la seule qui ne déchire pas le parenchyme, et on aura soin de ne serrer que juste ce qu'il faut pour l'accolement.

Dans le cas où malgré toutes les précautions prises on ne pourrait arriver à rapprocher les bords de la plaie contuse à cause de l'extrême friabilité de l'organe, on se bornerait à faire un bon tamponnement avec de la gaze stérilisée, tamponnement qui correspondrait à celui de l'incision abdominale. Si par hasard on a pu placer une pince à forcipressure on la laissera à demeure. Les plaies de la rate seront traitées de la même façon que celles du foie.

Les plaies de l'intestin devront être traitées de façon différente suivant leur gravité. Si la séreuse est seule intéressée, quelques points de Lembert suffiront à rapprocher le péritoine. S'il existe une petite perforation on l'enfouira à l'aide de points séro-séreux pratiqués sur un double plan suivant le procédé dit du tout à l'égout. C'est cette manière de faire qui devra être adoptée tant que la fermeture ne sera pas susceptible de provoquer un rétrécissement de l'organe, incompatible avec un bon fonctionnement de l'intestin. Si, au contraire, la perforation est large ou s'il en existe deux rapprochées ; si avec cela les bords de ces perforations sont contus sur une assez grande étendue, il ne faut pas hésiter et pratiquer la résection de l'intestin après application préalable de deux pinces garnies de caoutchouc. Cette entérectomie sera suivie d'une entérorraphie circulaire à trois plans (plan muqueux et deux plans séro-séreux) et on aura soin de soigner particulièrement ses sutures au niveau de l'insertion mésentérique.

C'est aussi à une entérorraphie circulaire qu'on aura

recours quand l'intestin sera rompu en totalité ; mais au préalable il faudra après avoir appliqué les deux pinces d'arrêt, réséquer les bords contus de l'intestin de façon à rapprocher des parties bien vivantes, et avoir toujours bien soin de placer les pinces d'arrêt assez loin de la section pour qu'elles ne gênent pas le passage des sutures.

Enfin, dans les cas où la perforation est trop profondément située pour qu'on puisse y placer des sutures, on peut se borner à faire un tamponnement, ou mieux, comme le conseille Chaput « mettre une ligature circulaire peu serrée à la gaze iodoformée sur l'intestin, au-dessus et au-dessous de la perforation, puis tamponner la cavité de l'intestin avec de la gaze iodoformée introduite par la perforation. On drainera le péritoine et on établira un anus contre nature en amont de la perforation ».

Telles sont les lésions viscérales courantes pour lesquelles on a à intervenir.

Les ligatures et les sutures terminées, il faut faire la toilette du péritoine. Certains chirurgiens adoptent de parti pris le lavage de l'abdomen ; en principe, nous n'en sommes pas partisan et nous ne le conseillons que dans les cas où on aura eu une infection considérable du péritoine par des matières fécales disséminées en abondance sur la plus grande étendue de la séreuse ; nous préférons, quand on opère dans les premières heures nettoyer les anses intestinales et tous les recoins de l'abdomen avec des éponges trempées dans de l'acide phénique et bien exprimées.

Le drainage abdominal est de rigueur toutes les fois qu'il y aura eu lésion du tube digestif et il vaut mieux pécher par excès que par défaut.

Réchauffer l'opéré et lui faire des injections de sérum artificiel est une règle acceptée aujourd'hui par tous.

Nous venons de dire ce qu'il faut faire quand on est appelé dans les premières vingt-quatre heures après l'accident ; ce terme échu, quelle devra être la conduite du chirurgien ?

S'il est appelé le lendemain et qu'il trouve un malade ne présentant pour ainsi dire pas de symptômes, n'ayant ni fièvre, ni météorisme, ni vomissements, ni petitesse du pouls, l'abstention s'impose, car il y a toutes les chances pour que la contusion n'ait pas déterminé de lésions sérieuses. Si au contraire les premiers signes de la péritonite commencent à se déclarer, ou si l'hémorragie semble devoir continuer et amener la mort, il n'y a pas à hésiter : il faut prendre le bistouri, c'est la seule chance, si minime qu'elle soit, qu'on ait de pouvoir sauver son malade. On ne s'abstiendra, bien entendu, que dans les cas où le blessé serait incapable de supporter l'intervention.

ROCHARD. 7

VI

AFFECTIONS AIGUËS DE L'ABDOMEN

Dans les affections aiguës, nées sous la dépendance d'un des organes contenus dans l'abdomen, la question principale à résoudre pour le chirurgien est la suivante : *Faut-il intervenir ?* Ce premier point résolu et l'ouverture de l'abdomen décidée, la seconde question est celle-ci : *Où faut-il faire la laparotomie?* Enfin cette laparotomie pratiquée il faut savoir *comment se conduire en face des lésions rencontrées.*

Ce sont ces différents problèmes que nous allons essayer de résoudre en nous plaçant vis-à-vis du malade et qui ne pourront être résolus, disons-le de suite, qu'en essayant de faire un diagnostic.

Le tableau d'ensemble est souvent semblable pour des affections bien diverses, ce qui tient à ce fait que c'est la réaction péritonéale qui domine la scène et qu'on se trouve toujours en face d'un sujet atteint de péritonite.

C'est une femme (nous prenons une femme à dessein, car chez elle le diagnostic est beaucoup plus délicat) qui, dans la grande majorité des cas, se présente à nous avec un visage anxieux, les yeux excavés, les traits tirés et le nez effilé. Elle se plaint de vives douleurs dans le ventre. Ces douleurs sont parfois localisées en un point, mais le plus souvent occupent tout l'abdomen. Le ventre est ballonné, douloureux à la pression, quelquefois même d'une sensibilité tellement exquise que le palper est impossible. Le pouls est petit, dépressible, fréquent, et la température est augmentée. Les vomissements sont plus ou moins espacés, mais continuels, et peuvent varier de nature ; cependant ils sont, au moment où on les examine, plus ou moins bilieux, verdâtres et le plus souvent porracés. Ce sont ces vomissements, empêchant toute alimentation, qui en général décident à consulter le chirurgien.

En face d'une pareille malade, il faut faire un diagnostic, non pas celui de péritonite, elle est évidente, mais le diagnostic de la lésion qui a déterminé cette péritonite. Ce diagnostic est très souvent impossible, il faut le savoir ; mais si difficile qu'il soit, si on ne peut le faire, il faut du moins essayer de s'en rapprocher pour déterminer et l'intervention et sa nature.

Le premier point à élucider est donc le suivant : *Y a-t-il ou non rétention stercorale* (ou occlusion intestinale, mot impropre, mais qui est admis aujourd'hui comme synonyme du premier) ?

L'interrogatoire de la malade va répondre immédiatement à cette question. Dans le cas d'occlusion intestinale, il n'y a eu ni émission de gaz, ni la moindre garde-robe depuis vingt-quatre, trente-six heures et plus. Dans le cas de non-occlusion intestinale, la malade, ou a été à la selle, ou en tout cas a rendu en plus ou moins grand nombre de gaz par l'anus.

A. Il n'existe pas d'occlusion intestinale. — Quelle est alors l'affection qui produit cette péritonite? Elle peut dépendre des organes génitaux, ou être provoquée par une lésion du tube digestif; on doit donc se guider sur l'exploration digitale pour faire le diagnostic, mais aussi prendre en considération la gravité de l'état de la malade. Si celle-ci est en grand danger, il faut intervenir dans tous les cas et on a les plus grandes chances pour se trouver en présence d'une appendicite ou d'une péritonite par perforation; mais discutons le cas de moyenne gravité où il faut cependant prendre une décision immédiate, parce que, suivant qu'elle est sous la dépendance d'un organe ou d'un autre, la maladie peut rétrocéder ou au contraire déterminer tout à coup des complications mortelles. Si, en effet, la péritonite est sous la dépendance d'une lésion de l'utérus ou des annexes, elle va avec un traitement approprié s'amender, et on pourra opérer ultérieurement dans de meilleures conditions; si cette péritonite est due au contraire à une appendicite, elle peut devenir diffuse et causer la mort.

Il est donc de la plus grande importance de faire sinon un diagnostic complet, du moins de localiser la lésion dans un appareil.

Pour ce faire, on pratiquera avec beaucoup de soin et de douceur, car cet examen est douloureux, le toucher vaginal combiné au palper abdominal, si celui-ci est toléré par la malade. Si on trouve un des culs-de-sac, et à plus forte raison les deux, empâtés ou faisant saillie, douloureux; ou bien si le cul-de-sac de Douglas bombe, est aussi très sensible à la pression, si l'utérus est immobilisé, on est certainement en présence d'une pelvipéritonite occasionnée soit par une périmétro-salpingite, soit par une hématocèle enflammée, soit par un kyste de l'ovaire qui détermine des accidents.

1° Les organes génitaux ont été reconnus malades, ils ont déterminé la péritonite.

Traitement des péritonites génitales aiguës. — Dans ce cas, sauf exception, dont nous parlerons tout à l'heure, le chirurgien n'a pas à intervenir immédiatement; il n'a qu'à gagner à laisser les symptômes aigus s'effacer, la virulence de l'infection diminuer, et de la sorte, il se trouvera dans de bien meilleures conditions pour opérer ultérieurement et enlever la lésion, point de départ des accidents péritonéaux.

On devra donc, quand la température ne sera pas trop élevée, les vomissements pas trop fréquents, l'état général pas inquiétant, se borner au traitement médical, c'est-à-dire prescrire l'immobilité au lit, faire appliquer de la glace sur le ventre, faire donner quatre grandes douches vaginales par jour à une température allant de 45 à 48°, et même prescrire de 5 à 10 centigrammes d'opium par vingt-quatre heures. Il est bien entendu que la diète sera absolue et qu'on ne permettra à la malade que de sucer un peu de glace ou de prendre quelques gorgées de champagne frappé.

On devra au contraire opérer immédiatement dans les circonstances suivantes :

S'il existe dans une des fosses iliaques une tuméfaction limitée arrivant jusqu'à l'arcade de Fallope, fluctuante, avec l'état général que nous avons décrit plus haut, on est en face d'une collection salpingée qui a déterminé des adhérences avec la paroi et qui tend à s'ouvrir au dehors. Il faut, dans ce cas, comme toujours, aller au pus, qui est manifeste à cause de la fluctuation et de la fièvre que la malade a depuis plusieurs jours.

TECHNIQUE OPÉRATOIRE. — Ici la technique est bien simple, c'est une simple ouverture d'abcès ; il faudra donc faire une incision de 8 à 10 centimètres au-dessus de l'arcade de Fallope, inciser la peau, le tissu cellulaire sous-cutané, les muscles de l'abdomen en liant les vaisseaux rencontrés, puis arriver sur le péritoine, décoller celui-ci en se portant du côté de la fosse iliaque. Ce décollement fait et les adhérences de la poche constatées, on pénètre dans cette dernière et on voit un flot de pus s'écouler immédiatement.

On a ainsi rempli les premières indications, mais il faut savoir que cette ouverture, au point culminant de l'abcès salpingé, n'est pas propice à la cicatrisation, et qu'on voit souvent des fistules interminables suivre ce mode d'intervention. On devra donc, dans la même séance, essayer de drainer ces collections par le vagin. Celui-ci aura donc dû être au préalable désinfecté, et à l'aide d'une pince ou d'un conducteur quelconque porté dans le fond de la poche et dirigé du côté du cul-de-sac vaginal, on pratiquera une incision par le vagin, incision par laquelle on fera passer un drain.

Si cette perforation du cul-de-sac présente des difficultés à cause de la situation élevée de l'abcès salpingé, on se bornera à drainer par l'ouverture abdominale, quitte à enlever ultérieurement l'utérus, si besoin en était.

S'il existe dans le cul-de-sac de Douglas une tuméfaction qui fait bomber le cul-de-sac postérieur du vagin, et avec cela de la fièvre, de la douleur et tous les symptômes que nous avons déjà énumérés, il faut immédiatement aller ouvrir le cul-de-sac postérieur. Ici l'intervention est nécessaire, car l'abcès bombe en même temps du côté du rectum, où il peut s'ouvrir d'un moment à l'autre ; c'est le mode de guérison dit naturel, mais qui, dans bien des cas, peut donner lieu à des accidents d'infection redoutable à cause de la communication de la poche avec le contenu du rectum ; il est donc préférable d'aller drainer l'abcès par le vagin.

TECHNIQUE OPÉRATOIRE. — La technique de cette intervention est des plus simples. Après avoir placé deux valves pour écarter les parois vaginales, on saisit la lèvre postérieure du col avec une pince à col et on relève cette lèvre postérieure ; avec des ciseaux courbes, on sectionne la muqueuse vaginale sur les limites du col utérin dans toute la demi-circonférence postérieure, en se maintenant du côté de l'utérus ; on sectionne les tissus qu'on rencontre et à l'aide de l'index introduit dans le vagin, si l'utérus n'est pas trop élevé, ou d'une pince si le doigt ne peut atteindre l'incision, on décolle les parties et on arrive dans la poche purulente qui doit être largement ouverte.

Cette poche est lavée avec une solution antiseptique, au chloral de préférence, et drainée à l'aide d'un gros drain maintenu par un tamponnement à la gaze iodoformée.

L'incision du cul-de-sac postérieur et l'ouverture du Douglas ne suffisent pas toujours ; il existe souvent d'autres poches que l'hystérectomie seule peut atteindre, aussi est-on obligé parfois d'avoir, après une incision du cul-de-sac de Douglas, recours à une hystérectomie vaginale ultérieure; mais l'incision du cul-de-sac postérieur a paré aux premiers accidents.

Si un kyste de l'ovaire a été reconnu comme ayant causé la péritonite, on est en général en présence d'une torsion du pédicule, ou d'une hémorragie intra-kystique ou d'une infection quelconque. Faut-il dans ce cas opérer immédiatement ? Nous pensons qu'il vaut mieux, quand la situation n'est pas grave, que la péritonite est peu intense, la température peu élevée, attendre que les accidents inflammatoires soient absolument passés avant de prendre le bistouri ; mais il ne faudra pas tarder à opérer dès que la température sera tombée pour ne pas laisser le temps aux adhérences de devenir solides, ce qui complique un peu l'intervention ; c'est même pour cette raison que certains chirurgiens préfèrent pratiquer de suite l'extirpation du kyste. Sans être tout à fait contraire à cette opinion, nous pensons qu'on a moins de chances d'infecter le péritoine en attendant la cessation des accidents, et nous ne conseillons l'intervention immédiate que lorsque les symptômes de réaction péritonéale, par leur gravité, mettent les jours de la malade en danger.

La technique est ici celle de l'ablation des kystes

7.

de l'ovaire, avec cette réserve toutefois que le liquide kystique est virulent et que son contact avec la séreuse est susceptible de déterminer des accidents qui n'éclateraient pas avec le liquide kystique normal.

2° Les organes génitaux n'ont pas été reconnus malades; ils n'ont rien donné à l'examen : il faut alors songer à l'affection qui présente le plus souvent des accidents péritonéaux, à l'appendicite.

Traitement de l'appendicite. — *L'appendicite*, dans les cas types, est facile à diagnostiquer. Son début brusque par des douleurs intolérables dans le ventre, douleurs quelquefois apparues après un repas plus copieux que de coutume, ou encore après un effort pour soulever un poids; douleurs qui ont leur maximum d'intensité au point de Mac Burney ou dans la fosse iliaque droite, les nausées et vomissements qui ne tardent pas à apparaître, la fièvre qui s'allume et qui ne tarde pas à donner une température élevée, le pouls petit et fréquent, sont des symptômes qui, joints aux signes locaux, permettent de faire facilement le diagnostic.

Ces signes locaux sont l'empâtement de la fosse iliaque droite, la douleur à la pression à ce niveau, la contracture possible des muscles de l'abdomen, qui gêne l'examen, et par le toucher rectal la sensation d'empâtement du petit bassin, qu'on rencontre surtout chez les enfants, chez lesquels la petitesse des parties permet au doigt d'explorer assez haut les organes contenus dans le pelvis.

Devant un pareil tableau, le doute n'est pas permis : on doit faire le diagnostic d'appendicite.

Le point le plus délicat est de déterminer la nécessité de l'intervention ou de l'abstention.

Si le malade est à sa première attaque, si les symptômes sont de peu d'intensité, la plupart des chirurgiens se bornent à observer le malade et à n'opérer que si les accidents continuent. Il est certain que nombre de ces malades guérissent de leur première crise d'appendicite et n'en ont plus d'autres, au moins pendant un certain laps de temps et même pendant toute leur vie et c'est là le premier argument donné par les abstentionnistes ; il y en a un second qui est le suivant : il faut attendre la cessation de la période inflammatoire pour *opérer à froid*, parce qu'ainsi on peut chercher impunément l'appendice, et on est sûr de le trouver, tandis qu'à chaud, cette recherche est dangereuse, quelquefois inefficace et on peut ne faire qu'une opération incomplète. Ce second argument est pour nous des plus discutables, et pour cette raison, c'est qu'un malade qui est en crise d'appendicite est en danger de péritonite diffuse ; certes, quand les symptômes sont peu intenses, la barrière des adhérences se forme et la grande séreuse est protégée. C'est vrai pour la majorité des cas ; mais on ne peut tabler sur la solidité de ces adhérences et subitement, sans qu'on puisse le pré-

voir, la péritonite peut devenir diffuse et le malade
a les plus grandes chances de mourir ; aussi sommes-
nous de plus en plus interventioniste, et pour cette
raison que si on trouve du pus même, n'enlevât-on
pas l'appendice, on évacue la collection purulente, quitte à rechercher l'appendice plus tard ; on
a paré ainsi aux premiers dangers et si on ne tombe
pas sur un abcès important, l'opération est relativement facile et on a toutes les chances pour extirper
l'appendice vermiforme.

Il nous est arrivé deux fois d'être obligé de réopé-
rer des malades auxquels nous avions évacué une
vaste poche purulente et extirpé une partie de l'appendice, celui-ci s'étant rompu pendant les manœuvres d'isolement ; les deux malades ont, bien
entendu, guéri sans incidents de leur deuxième et
définitive intervention. Nous reproduisons une de
ces deux observations intéressantes en ceci que
l'orifice fistuleux cutané communiquait directement
avec l'intérieur du canal appendiculaire.

Il s'agissait d'une domestique âgée de vingt ans,
opérée par moi en 1896, d'urgence, d'une appendicite suppurée. Après l'évacuation d'une vaste cavité
purulente, l'appendice fut recherché, trouvé, mais
se rompit, et je ne pus l'enlever qu'imparfaitement ;
la malade guérit, mais garda une fistule qui fut
attribuée à un fil. Elle sortit néanmoins de l'hôpital,
mais y rentra le 23 avril 1897 pour se faire débarrasser de sa fistule.

A l'examen au stylet, je trouvai que ce dernier pénétrait facilement à une profondeur de 8 à 10 centimètres; je fis l'incision au niveau de la cicatrice, j'ouvris le péritoine et découvris que c'était le moignon de l'appendice qui était venu se fixer à la paroi, et que c'était dans l'intérieur du conduit appendiculaire que le stylet pénétrait. Je dégageai donc ce qui restait de l'appendice et en réséquai une longueur de 5 centimètres après avoir placé une ligature à sa base sur le cæcum et avoir taillé une manchette qui, retroussée en dedans, fut fixée avec des points séro-séreux. La paroi fut réunie sans drainage. Le 3 mai, les fils furent enlevés, la peau était réunie, mais le 5 il se fit une légère suppuration d'un point de suture, suppuration qui était tarie le 20 mai, et le 21 la malade sortait définitivement guérie.

Aurions-nous mieux fait d'attendre chez ces deux malades? Nous ne le pensons pas, il y avait du pus, il fallait l'évacuer pour éviter des complications.

Quand les malades sont à leur première attaque, on peut donc attendre si les symptômes ne sont pas graves ou du moins l'abstention est très discutable; et pourtant combien existe-t-il d'observations comme celle-ci :

Un jeune garçon de quinze ans est pris de coliques qui durent depuis trois ou quatre jours, quand les douleurs deviennent tout à coup plus violentes, suivies de vomissements et on le dirige dans le service de M. Périer, salle Chassaignac, où il entre le 25 novembre. Il est mis au repos, à la diète lactée, prend bientôt de légers purgatifs, et au bout d'un mois, quitte l'hôpital complètement guéri. On a beau palper sa fosse iliaque droite, on n'y trouve aucun empâtement ; elle est souple et complètement indolore à la pression.

Un an après, nous le voyons arriver à pied dans le service, à 11 heures du matin. Il souffre depuis plusieurs jours, et la veille, le 22 novembre, en se levant il a été pris d'une douleur extrêmement violente à droite avec vomissements bilieux. Je lui trouve le facies grippé, le pouls petit, fréquent, un peu de fièvre, et malgré une certaine souplesse du ventre, averti par les accidents antérieurs, je le fais porter immédiatement sur la table d'opération.

Je pratique l'incision iliaque, ouvre un abcès qui contient un verre à bordeaux de pus et au milieu de ce pus un appendice bosselé, renflé en massue, adhérent au cæcum. Cet appendice est réséqué, l'abcès drainé et le malade sort guéri le 10 décembre.

Donc si à la première crise l'opération est discutable, elle ne l'est plus à la seconde et à plus forte raison à la troisième. Il y a là un danger réel et il faut opérer en profitant des accidents pour décider le malade, qui souvent guéri ne veut plus consentir à une opération à froid.

TECHNIQUE OPÉRATOIRE. — C'est l'opération classique. Une incision de 10 à 12 centimètres est pratiquée au-dessus de l'arcade de Fallope, à 1 ou 2 centimètres au-dessus de cette arcade.

Il y a de mes collègues qui la font plus médiane; il me semble qu'il vaut mieux se rapprocher de l'arcade, la cicatrice en cet endroit est plus solide et offre une barrière plus résistante à l'éventration ultérieure possible.

La peau, le tissu cellulaire, les muscles sont incisés en faisant l'hémostase nécessaire, et avant d'arriver au péritoine ou à son approche quand il y a du pus, on trouve les tissus qu'on sectionne infiltrés. Le doigt décolle légèrement le péritoine, sent le point fluctuant et ramolli, y pénètre, et l'abcès est ainsi directement ouvert quand la poche est vaste.

Le plus souvent le péritoine incisé on rencontre des adhérences intestinales et épiploïques qu'on rompt et on chemine ainsi du côté du point induré, facile à sentir. On pénètre alors jusqu'à l'abcès, souvent on en ouvre plusieurs, mais cela ne suffit pas, il faut rechercher l'appendice, et pour ce faire attirer si possible le cæcum. Ces manœuvres seront faites avec beaucoup de précaution pour ne pas déchirer l'intestin.

Le doigt doit faire aussi le tour du cæcum pour aller chercher l'abcès rétrocæcal qui est fréquent et petit à petit on reconnaît la région et on arrive à découvrir l'appendice. Si on ne le trouvait pas, il faudrait ne pas s'en inquiéter davantage, car souvent il est sphacélé, en partie détruit et difficile à reconnaître, on peut le trouver même flottant, détaché dans le pus.

L'appendice trouvé, une forte ligature sera placée à sa base sur le cæcum et il sera sectionné au thermocautère. Quand il est relativement sain et quand sa séreuse n'est pas trop altérée, ce qui arrive quand on a affaire à une appendicite de peu de gravité n'ayant pas encore donné lieu à un abcès ou ayant déterminé la formation d'un abcès gros comme une noisette, il est bon de le traiter de la façon suivante : une forte ligature à la soie ou au catgut est placée à la base de l'appendice, à effleurer le cæcum. L'appendice est sectionné circulairement à 2 centimètres de la ligature, à l'aide d'un bistouri qui coupe circulairement la séreuse et la musculeuse jusqu'à la celluleuse très épaissie. Une manchette est aussi formée en rebroussant les deux tuniques sectionnées, sur le troisième et le moignon qui reste est sectionné au thermocautère. La séreuse est alors retournée en dedans et maintenue retournée par des points séro-séreux de Lembert, et le moignon ainsi formé enfin dans le cæcum.

Quand la cavité purulente ouverte est de grande dimension il faut aller drainer ses diverticules dont deux sont constants, l'un qui plonge dans le petit bassin, l'autre qui remonte du côté de la fosse lombaire ; il en existe aussi souvent un qui passe en avant, au-dessus du pubis.

Ces différentes cavités seront lavées avec de l'eau chloralée au centième. Les angles de la plaie seront rétrécis avec des sutures au crin de Florence ; mais il faut se garder de trop refermer la plaie, car cette fermeture gêne l'évacuation du pus qui doit être facile. Outre les drains on placera des mèches de gaze iodoformée, un pansement avec la même gaze sera appliqué avec du coton hydrophile et du coton ordinaire et le tout sera maintenu par un bandage de corps en laine consolidé lui-même par un spica de l'aine droite avec une bande de flanelle.

Nous venons d'étudier le cas d'appendicite où le diagnostic est relativement facile, mais il n'en est pas toujours ainsi ; souvent on ne peut avoir que des présomptions, car l'appendicite a été confondue et le sera encore avec beaucoup d'affections abdominales. Nous laisserons de côté les coliques hépatiques et néphrétiques qui, par leur apyrétisme et leurs symptômes assez tranchés, ne donnent que rarement le change ; nous ne parlerons pas non plus des inflammations de l'appareil biliaire qui se reconnaissent par le siège élevé de la douleur, les prodromes qui précèdent les vomissements, les douleurs irradiées du côté de l'épaule, la dyspnée presque constante ; mais avant d'arriver au diagnostic entre l'appendicite et la salpingite droite, nous voulons dire deux mots d'un diagnostic rare, difficile à poser, c'est celui de l'appendicite aiguë avec le rein flottant. Ce dernier peut donner lieu à des crises simulant une attaque d'appendicite et des laparotomies blanches ont été pratiquées dans ces cas ; nous en fournirons plus loin une observation, mais auparavant donnons les signes qui permettent de reconnaitre ces deux affections. Les crises aiguës dans le cas de rein flottant se rencontrent surtout chez les jeunes neurasthéniques et si on interroge la malade sur l'état de ses urines, on peut voir qu'elles ont été souvent précédées de troubles urinaires. De plus, la douleur est moins aiguë surtout à la pression qui de plus la décèle au niveau du rein et non au niveau du cæcum ; quand elle est spontanée, elle est plus vague et s'étend sur un plus grand espace ; enfin, et c'est là le signe le plus net, les crises dans le rein flottant sont apyrétiques.

Voici cette observation :

Une jeune fille de dix-sept ans entre à l'hôpital Lariboisière le 18 avril 1898, salle Denonvilliers. Le 14 avril en se levant, elle fut prise subitement de douleurs dans le ventre, plus accusées dans le flanc droit et accompagnées d'envies d'aller à la selle ; ces douleurs très vives spontanément, s'exagéraient quand la malade remuait le membre inférieur droit. La malade eut une garde-robe le matin et commença à vomir, de plus elle eut de la céphalalgie et une anorexie absolue. Les vomissements continuèrent le 15, le 16 et le 17 et depuis le 18 pas un gaz ne fut rendu par la malade qui est très affirmative sur ce point.

Un médecin appelé le 17, prescrivit un cataplasme et de l'huile de ricin qui n'amena aucun résultat.

Elle se décida alors à entrer à l'hôpital Lariboisière, à 5 heures du soir. Le faciès était vultueux, le pouls à 80. Le ventre est un peu ballonné, douloureux à la pression, mais se laissant cependant suffisamment examiner. À gauche on ne perçoit rien d'anormal; mais dans le flanc droit et dans la fosse iliaque du même côté, on sent une masse douloureuse à la pression, difficile à délimiter. Il semble que cette tuméfaction se prolonge un peu en arrière dans la région lombaire. Pas de ballottement abdomino-lombaire. On est frappé de ce que la limite inférieure de cette tuméfaction s'arrête à trois bons travers de doigt au-dessus de l'arcade de Fallope, de sorte que la partie de la fosse iliaque immédiatement sus-jacente à l'arcade se laisse déprimer. On pense alors avoir affaire à un abcès péricæcal, d'origine appendiculaire, haut situé et se dirigeant du côté de la fosse lombaire ; pourtant l'absence de fièvre frappe le chirurgien de garde qui néanmoins se décide à opérer. Le toucher vaginal ne fut pas pratiqué, la malade étant vierge ; le toucher rectal fut négatif.

L'incision fut pratiquée sur le bord externe du muscle grand droit (côté droit). La cavité abdominale est absolument normale, mais la main introduite dans le ventre, fit constater la présence d'une tumeur dure, lisse, présentant la forme du rein hypertrophié. En aucun point on ne trouve de fluctuation. Le ventre est refermé.

Les suites furent des plus simples. La malade interrogée n'a jamais remarqué aucune modification de ses urines, ni comme quantité, ni comme qualité.

J'ai fait recueillir les urines qui depuis l'opération ont varié entre 600 grammes dans les premiers jours après l'intervention et 1000 à 1100 dans les jours qui suivirent.

Le 10 mai, la malade sortit guérie, ne souffrant plus et la palpation fait difficilement sentir dans le flanc droit, la tuméfaction qui était si nette le 18 avril.

Le diagnostic le plus délicat à poser est celui qui consiste à différencier une *appendicite aiguë* d'une *salpingite droite* avec poussée de pelvi-péritonite et nous l'avons dit plus haut, ce diagnostic a une grande importance, puisque dans une des affections, la pelvi-péritonite, l'opération immédiate est inutile, tandis qu'elle est urgente dans l'appendicite.

Voici les symptômes qui plaident en faveur de l'une ou de l'autre affection. L'appendicite a un début brusque, presque dramatique que n'a pas toujours la poussée de pelvi-péritonite dans la salpingite; nous disons pas toujours, car il arrive de voir une salpingite débuter absolument comme une appendicite. Nous avons encore présent à la mémoire le fait suivant.

Une jeune femme après un souper un peu copieux, est prise brusquement la nuit de douleurs atroces du côté droit, accompagnées de vomissements. Je suis appelé le matin, dix heures après le début des accidents, et je constate de la douleur à la pression dans la fosse iliaque droite. Le toucher vaginal ne donne que des notions vagues, cependant le cul-de-sac droit est un peu douloureux à la pression.

Je fais appliquer de la glace sur le ventre, donner de l'opium, etc., et les vomissements continuent. Cependant le troisième jour les symptômes de péritonite s'amendent et le cul-de-sac postérieur bombe montrant une suppuration qui s'ouvre spontanément dans le rectum, l'opération n'ayant pas été jugée nécessaire par un de mes maîtres. La malade est aujourd'hui complètement guérie.

Ces faits-là sont fréquents, il faut donc avoir recours à d'autres signes. Ceux dévoilés par le toucher vaginal ont une très grande importance, car ils montrent ou le cul-de-sac droit effacé, ou le cul-de-sac postérieur faisant saillie, ou l'utérus immobilisé, sauf dans le cas où la poche salpingée a pris des adhérences élevées et ces cas sont rares.

La douleur à la pression n'est pas aussi limitée dans la salpingite droite que dans l'appendicite. Dans la première, elle occupe tout le côté droit et même tout l'abdomen; dans l'appendicite, le ventre est bien douloureux à la pression, mais au niveau du cæcum, au niveau de ce qu'on a appelé le point de Mac Burney, il y a une douleur plus exquise quand on pratique avec soin la palpation de cette région.

La contracture des muscles de l'abdomen est plus réelle dans l'appendicite que dans la salpingite, et quand elle n'existe pas on peut, dans bien des cas, sentir sinon le fameux boudin cœcal, du moins un empâtement, une tuméfaction manifeste qui est d'autant plus évidente que les symptômes sont moins aigus et que l'abdomen est moins contracturé.

La température ne donne pas les mêmes renseignements : dans la pelvi-péritonite annexielle, elle monte rarement à 40° et reste entre 38 et 39°, sauf exceptions tandis qu'au contraire dans l'appendicite elle est, en général, plus élevée et peut atteindre facilement 40°. Quoiqu'on puisse rencontrer des appendicites suppurées sans fièvre, nous relatons l'observation suivante pour la curiosité du fait.

Un homme âgé de vingt-sept ans, épicier de son état, entre le 23 avril 1897, dans le service de M. Périer. Il n'a jamais été malade auparavant, mais le 28 février dernier, à 8 heures du soir, il fut pris tout à coup d'une violente douleur dans le flanc droit, douleur qui fut très vive pendant trois jours, puis disparut progressivement. Il avait eu en même temps des vomissements et une constipation opiniâtre. Il resta sept jours à l'hôpital, dans une salle de médecine, et sortit tout à fait bien. Ce bon état de santé dura jusqu'au 21 avril au matin. En se levant il ressentit quelques douleurs dans les lombes, puis cinq à six heures après fut pris de coliques moins fortes que la première fois et sans vomissements. Le 23 avril il fut passé en chirurgie, salle Chassaignac, n° 38. A ce moment l'état général est satisfaisant, cependant à la palpation dans le flanc droit on sent de la résistance, on provoque de la douleur, on sent même une petite tuméfaction ; la température est de 38° et tombe le jour suivant à 37°, le pouls est à 70. Je me décide cependant à opérer, car cet homme était à sa seconde attaque et je trouve un appendice turgescent, adhérant à l'épiploon et à la fosse iliaque, et à sa base, au point d'union avec le cæcum, un abcès contenant un petit verre de pus. Cet abcès fut drainé et le malade guérit fort bien. J'étais tombé sur ces cas qui se rencontrent encore assez fréquemment d'un abcès enkysté qui s'était probablement formé dès la première crise, qui avait eu une poussée à peine suffisante pour donner de la fièvre, mais qui restait là menaçant et devait un jour ou l'autre produire des accidents.

Enfin, il faudra aussi avoir recours aux commémoratifs. Quand il s'agit d'une appendicite, on retrouve parfois dans le passé de la malade une première attaque analogue à la seconde, tandis que dans la salpingite on retrouve le tableau d'une infection utérine, communiquée aux annexes et donnant le syndrome utérin, bien connu, sur lequel nous n'avons pas besoin de revenir.

Aussi devra-t on tenir compte des écoulements vaginaux qu'a pu présenter et que présente encore la malade. On l'interrogera sur leur abondance, leur nature, leur couleur ; sur la façon dont se comportent les règles ; on demandera si l'écoulement rouge ne se reproduit pas deux fois dans le mois ; on fera en un mot toutes les questions relatives aux maladies de l'appareil génital de la femme.

Malgré tout ce que nous venons de dire, les erreurs de diagnostic sont encore assez fréquentes. « Erreur de diagnostic » est peut-être un terme impropre, mais incertitude du diagnostic, doute dans l'esprit du chirurgien, et ce doute peut suffire pour modifier la technique et faire hésiter sur le siège de l'incision.

Voici trois observations intéressantes à ce point de vue :

Dans la première, la malade fut tenue plus d'un mois en observation.

Il s'agissait d'une cuisinière d'une trentaine d'années, ayant eu un enfant neuf ans auparavant et ayant fait une chute, en juillet 1897, dans un escalier ; depuis cette époque, elle dit souffrir du ventre, surtout pendant ses règles.

Elle entre à Lariboisière le 28 mars 1897, se plaignant de vives douleurs abdominales, avec une température de 39°,4 ; la langue saburrale, quelques vomissements, le ventre douloureux à la pression dans toute la région hypogastrique. Le toucher vaginal donne des renseignements vagues et on ne sent rien dans la fosse iliaque droite.

Le thermomètre marque 39°,8 le troisième jour de son entrée, puis tombe à 38° et reste entre 37 et 38° les jours suivants. L'examen au spéculum dénote une vaginite assez marquée, et par le toucher vaginal on sent les ovaires prolabés.

Le 5 avril, la température remonte à 39°, les douleurs sont vives dans le ventre; on est obligé de sonder la malade, et, devant des signes négatifs, je pense à un peu de pyélonéphrite ascendante; diagnostic abandonné, car les urines sont claires et les douleurs cessent, mais la température oscille entre 38 et 39°, et, comme le toucher vaginal révèle une petite saillie dans les deux culs-de-sac, je me décide à opérer, ayant bien songé à l'appendicite mais croyant plutôt à une annexite.

Je pratique le 2 mai la laparotomie médiane sous-ombilicale ; je trouve les annexes droites prolabées dans le Douglas, un peu kystiques et légèrement enflammées, mais suffisamment pour me déterminer à la castration de ce côté. Les annexes gauches sont respectées et l'appendice, suivant mon habitude dans toutes les laparotomies, est exploré. Celui-ci est non seulement très long, il mesure plus de 10 centimètres, mais est augmenté de volume et hypérémié ; je l'extirpe par le procédé de la manchette et M. Féron, l'interne du service, le remet à M. Letulle, qui, immédiatement, se prononce en faveur d'un appendice pathologique. Suites opératoires simples et guérison.

C'était bien certainement l'appendice qui était la cause des douleurs et j'aurais peut-être pu être plus précis dans mon diagnostic, en tenant compte de la température élevée et de la nature des douleurs.

La deuxième observation est intéressante, car la laparotomie montra une typhlite bien nette sans aucune lésion de l'appendice. Or, on sait combien sont rares les cas dans lesquels le chirurgien a trouvé le cæcum malade à l'exclusion de l'appendice; pour ma part, sur plus de quarante appendicites que j'ai opérées, je n'ai rencontré qu'une fois la lésion cæcale unique.

Je fus appelé, le 24 septembre 1897, auprès d'une malade de vingt-quatre ans environ qui présentait tous les signes de la pelvi-péritonite annexielle. C'était une jeune femme mariée depuis trois mois, atteinte d'écoulement vaginal manifeste, et qui, le 22 septembre 1897, avait été prise subitement de douleurs dans l'abdomen et peu après de vomissements.

A l'examen, je trouvai le ventre peu ballonné, douloureux à la pression; il y avait un peu de fièvre et le toucher vaginal, sans donner des signes bien évidents, démontrait cependant de la sensibilité et un peu d'empâtement du cul-de-sac latéral droit. Le diagnostic du médecin traitant était pelvi-péritonite et salpingite et c'est celui qui, à un premier examen, paraissait le plus probable.

Toutefois, la palpation profonde de la fosse iliaque droite était douloureuse et donnait la vague sensation d'une tuméfaction de la région cæcale.

Je conseillai à cette malade d'entrer à l'hôpital, et, le 25, elle fut soumise à l'anesthésie chloroformique et je l'examinai de nouveau. Il me sembla plus nettement avoir affaire à une lésion cæcale et je fis l'incision iliaque. Bien m'en prit, car je découvris un cæcum malade. L'épiploon adhérent fut détaché ; le cæcum décollé, attiré au dehors, montrait un appendice absolument normal que je jugeai même inutile de réséquer, et, après avoir enlevé les débris d'adhérences qui se trouvaient sur le cæcum, avoir nettoyé sa surface et l'avoir lavé à l'eau phéniquée, je réduisis cette masse dure, comme cartonnée, et j'allai à la recherche des annexes de ce côté. Elles étaient saines et normales.

J'étais donc en face d'un cas de typhlite type, sans rien d'appendiculaire, et, en poussant l'interrogatoire de la malade, j'appris qu'elle avait parfois de petites douleurs dans le ventre, des alternatives de constipation et de diarrhée et qu'en un mot son tube digestif n'était pas indemne.

Elle sortit un mois après, le 25 octobre, complètement guérie ; je l'ai revue, en janvier 1898, elle avait engraissé et n'avait plus eu le moindre trouble, ni la moindre douleur du côté de son cæcum.

Enfin, il est des cas où il est pour ainsi dire impossible de se prononcer. C'est lorsqu'il existe en même temps et une salpingite droite et une appendicite. La troisième observation suivante en est un exemple.

Une femme X..., âgée de vingt-sept ans, entre le 28 octobre 1897 dans le service de M. Périer. Elle souffre du ventre depuis ses dernières couches, qui datent de deux ans. Les douleurs prédominent dans la fosse iliaque droite et s'irradient à toute l'excavation pelvienne. Elles s'exaspèrent au moment des règles. Incessantes et très aiguës depuis plusieurs mois, elles déterminent la malade à se faire opérer.

Le toucher permet de reconnaître une masse volumineuse accolée au bord droit de l'utérus, mais distincte de lui.

Je pratique la laparotomie médiane sous-ombilicale, et aussitôt le péritoine ouvert, je constate des adhérences épiploïques qui défendent à ce voile de se relever. Ces adhérences, qui tiennent aux annexes droites, sont libérées et je trouve alors un ovaire gros comme une mandarine accolé à une trompe parenchymateuse, formant un magna relié à l'appendice, qui, de son côté adhère aussi à la paroi abdominale.

L'appendice est volumineux, congestionné, bosselé, malade en un mot. Les annexes droites sont enlevées, ainsi que les débris d'épiploon qui y attiennent, et avec eux l'appendice, par le procédé de la manchette et de l'invagination cæcale.

Le ventre est refermé par une suture du péritoine,

un second plan de suture musculaire et un troisième étage de suture intra-dermique.

Au dixième jour après l'opération, il y a une légère poussée de température, due à la suppuration d'un fil profond en même temps que la suture intra-dermique cède à son extrémité supérieure. Mais le 14 décembre, la malade quittait l'hôpital Lariboisière, ne souffrant plus et avec une cicatrice linéaire.

Nous n'allons pas revenir sur ce que nous avons dit de la *technique opératoire*, mais si on a le moindre doute et que l'intervention, dans le cas de salpingite ou d'appendicite est jugée nécessaire, il est prudent de *faire l'incision sur la ligne médiane*, ou si l'on veut, latérale verticale sur le bord externe du grand droit de l'abdomen du côté droit. Cette incision permet de traiter et l'appendicite et la salpingite.

Si l'incision médiane faite on constate une appendicite enkystée, il faudra se garder de détruire les adhérences, refermer le ventre sur la ligne médiane et par l'incision iliaque classique, aller ouvrir la collection et extirper l'appendice.

Traitement de la péritonite par perforation. — Le traitement de l'appendicite enkystée ou à plusieurs foyers, dont nous venons de parler, nous amène tout directement au traitement de péritonite par perforation. C'est du reste dans l'appendicite que cette forme de péritonite est la plus fréquente, mais on la rencontre aussi dans l'ulcère de l'estomac, dans l'ulcère

8.

du duodénum, dans la fièvre typhoïde et même souvent dans la péritonite tuberculeuse, mais pour cette dernière, le tableau symptomatique n'est pas le même et nous en parlerons à part.

Cette péritonite par perforation débute aussi par une douleur atroce, qui se montre brusquement et qui ne tarde pas à être suivie de vomissements. Le ventre est très douloureux et, comme on le voit, c'est au début, à peu de chose près, le tableau de la crise appendiculaire ; ce qui permet de différencier l'une de l'autre, c'est l'intensité des phénomènes, le facies du malade qui, en moins de deux heures, donne le masque de l'état le plus grave, ce sont aussi les signes suivants : la sonorité ne se retrouve plus dans toutes les parties de l'abdomen, mais il existe parfois dans les flancs, dans l'hypogastre, de la matité indice d'un épanchement péritonéal. On trouve aussi le bruit hydro-aérique, pour le produire on déprime brusquement l'abdomen au niveau de l'hypogastre et des flancs, avec les doigts de la main droite et mélangeant ainsi momentanément gaz et liquide épanchés, on perçoit un bruit de *glouglou*. Disons qu'au début, la contracture des muscles de l'abdomen vient contrarier cette manœuvre.

La *tympanite* est un symptôme excellent de diagnostic quand on peut la percevoir. Elle est difficile à reconnaître du tympanisme ordinaire, dû à la distension des anses intestinales. On la reconnaîtra toutefois à ce signe que le gaz épanché entre la paroi et le foie fait disparaître la matité hépatique. On percutera donc avec soin l'abdomen au niveau du foie et si on y trouve de la sonorité, on aura de grandes présomptions en faveur de la perforation.

Ajoutons que lorsque la péritonite généralisée qui accompagne la perforation, a plusieurs heures de date, les vomissements changent de nature, ne tardent pas à devenir fécaloïdes et c'est avec l'occlusion intestinale qu'il faut alors faire le diagnostic ; nous y reviendrons quand nous parlerons du traitement de la rétention stercorale.

Est-il possible de diagnostiquer l'organe qui a été ouvert par la perforation ? La chose est parfois fort difficile. On a parlé du siège de la douleur, qui aurait son maximum d'intensité à droite et dans la fosse iliaque de ce côté quand il s'agit d'une appendicite, qui serait surtout très vive à la pression de l'épigastre quand l'estomac ou le duodénum serait en question. La chose a une certaine importance à cause du siège de l'incision qui, suivant les cas, devrait être latérale, médiane sous-ombilicale ou médiane sus-ombilicale. Malheureusement, la douleur est le plus souvent généralisée dans tout l'abdomen, à cause de la généralisation de la péritonite, le liquide baignant le plus souvent toutes les anses intestinales et remplissant même le petit bassin et on se trompe fréquemment sur la situation à donner à l'incision, sans préjudice, du reste, pour le malade, puisqu'il faut, dans ces cas, faire des incisions de décharge.

Nous en donnons plus loin deux exemples à propos de deux interventions pratiquées pour perforation du duodénum et de l'estomac.

On devra donc ne pas ajouter trop d'importance au siège de la douleur maxima, mais plutôt se fier à l'étude des antécédents du malade. Cet interrogatoire permettra de reconnaître des hématémèses antérieures ou des troubles de l'estomac, se manifestant par des vomissements, quand celui-ci ou le duodénum seront en cause.

On retrouvera parfois des traces de crises appendiculaires, quand il s'agira de l'appendice on aura le plus souvent affaire à un sujet jeune et enfin si on est en présence d'une perforation dans le décours d'une fièvre typhoïde, le tableau bien connu de cette maladie ne permettra pas de doute.

TECHNIQUE OPÉRATOIRE. — Dans tous les cas, l'incision de la laparotomie devra être médiane sous-ombilicale si l'étude des symptômes donne des probabilités pour une perforation intestinale; sus-ombilicale, si on penche pour une perforation de l'estomac ou du duodénum.

Le ventre ouvert, on constate immédiatement la sortie d'un liquide séreux, séro-purulent, mélangé quelquefois de débris noirâtres plus ou moins coloré, dans certains cas, par la bile. Ce liquide sera épongé avec soin et le péritoine sera étanché aussi bien que possible.

La main introduite dans l'abdomen, ira immédiatement explorer la fosse iliaque droite et reconnaitra ou une lésion cæco-appendiculaire facile à décoler au paquet inflammatoire formé par l'appendice, le cæcum et l'épiploon, ou notera l'intégrité de ces organes. Si la région appendiculaire est normale, l'incision sera immédiatement prolongée en contournant l'ombilic jusqu'à l'appendice xyphoïde et l'estomac attiré avec soin sera exploré ainsi que le duodénum et en regardant avec soin, on trouvera la perforation qui peut ne pas être plus grosse qu'une petite tête d'épingle.

La péritonite est reconnue être due à une perforation appendiculaire. — On se portera alors du côté droit, on fera l'incision iliaque et par cette incision on ira à la recherche de l'appendice. Celui-ci sera trouvé parfois avec facilité, parfois sa recherche sera pénible; il faudra procéder avec délicatesse dans son décollement, pour ne pas l'arracher. Pour le rencontrer, quand on ne tombe pas sur lui avec facilité, il faut se porter en arrière, car il est assez souvent collé à la fosse iliaque en arrière du cæcum.

Quand on sera parvenu à le décoller, on fera une ligature sur sa base et on le sectionnera au thermocautère ; cela suffit, dans ces cas graves où il faut aller vite, car le malade est très déprimé; on placera deux gros drains entourés de gaze salolée, l'un allant du côté de la fosse lombaire et on fera un lavage du péritoine si on le juge nécessaire et si ce dernier n'est pas susceptible de trop allonger l'intervention, disons toutefois que bien fait, ce lavage est efficace et qu'au besoin, malgré les deux incisions déjà faites, il ne sera pas inutile d'en pratiquer une troisième au niveau de la fosse iliaque gauche pour permettre au liquide de circuler partout et pouvoir ainsi bien nettoyer le péritoine. Le liquide sera étanché avec des éponges ou des compresses aseptiques et toutes les ouvertures seront drainées et un peu rétrécies avec quelques crins de Florence. Il sera bon de faire immédiatement une injection de 500 grammes de sérum, qui sera répétée plusieurs fois dans les vingt-quatre heures, si c'est nécessaire.

La péritonite est reconnue être due à une perforation de l'estomac ou du duodénum. — L'incision devra être continuée jusqu'à l'appendice xyphoïde ; mais cette ouverture, suffisante pour reconnaître la perforation ne l'est pas pour permettre de la traiter, surtout comme cela arrive parfois, quand le pylore et le duodénum sont très malades et ont contracté des adhérences. Dans ces cas, il ne faut pas hésiter à faire tomber sur la première incision verticale une seconde incision perpendiculaire traversant le grand droit du côté qui donne le plus de jour. La perforation est ainsi mise à découvert, il faut la traiter. Quand elle est de petite dimension et que les tissus qui l'entourent ne sont point trop altérés, des points de Lembert ramenant la séreuse au-dessus de l'orifice suffisent et il faut avoir soin d'en faire deux et même trois plans. Quand les fils coupent les tissus, on peut pratiquer l'excision de l'ulcère pour placer ses sutures sur des tissus relativement sains. Cette manœuvre allonge l'opération chez un individu déjà déprimé, mais peut être tentée néanmoins si on a des chances d'arriver sur des tissus restés sains ; enfin si les fils coupent et si la perforation est très étendue, il faudra pratiquer une suture médiate, c'est-à-dire se servir des parties qui entourent la perforation, utiliser les guenilles de tissu, l'épiploon, les brides d'adhérences, pour tâcher d'établir une barrière à l'écoulement des liquides et permettre par un bon drainage de les attirer au dehors.

Il est bien entendu qu'on nettoiera le péritoine, soit avec des éponges sèches, soit au moyen d'un lavage si on le juge nécessaire et qu'un drainage soigné sera établi au niveau de la perforation et à l'extrémité inférieure de l'incision suturée.

Voici deux observations de péritonite par perforation due à un ulcère du duodénum et de l'estomac. Dans la première, le diagnostic d'occlusion intestinale fut fait ; dans la seconde, je posai bien le diagnostic de péritonite par perforation, mais je crus à une appendicite suraiguë.

Un homme de quarante-six ans, employé des pompes funèbres entre dans le service de M. Périer,

salle Chassaignac, n° 15, le 14 mars 1897, au soir.
L'interne de garde ne jugeant pas utile de faire venir
le chirurgien de garde, nous ne voyons le malade
que le lendemain matin, 15 mars ; il présente l'état
suivant : grande prostration, face pâle, yeux excavés,
langue blanche, de temps en temps au milieu d'une
agitation qui ne cesse pas, il présente des mouvements comme choréiques des membres et du corps.

Il raconte qu'il y a quatre jours, en soulevant un
cercueil assez lourd, il a senti un craquement et en
même temps une douleur très vive dans le ventre.
Depuis, il n'a pas eu d'émission de gaz et n'a rendu
aucune selle. Le ventre n'est pas distendu, il est plutôt contracturé et la palpation provoque une douleur
très vive de toutes les parties que l'on comprime ;
on ne sent aucune fluctuation. Chose curieuse, le
malade n'a pas eu de vomissement ; mais il a du
hoquet. Le pouls est petit, intermittent, marque
110 pulsations.

La température axillaire est de 37°,2.

On pense à une occlusion intestinale sans pouvoir
faire le diagnostic de la cause et on donne au malade
de l'huile de ricin par petites cuillerées à café, une
toutes les heures.

Je reviens à 3 heures de l'après-midi et aucun
résultat n'étant obtenu, je pratique la laparotomie.
Une incision médiane sous-ombilicale me montre
l'appendice et le cæcum sains, je glisse alors la
main dans la région épigastrique et immédiatement

un flot de liquide rempli de gouttelettes d'huile de ricin s'échappe par l'incision abdominale. J'agrandis alors l'ouverture jusqu'à l'appendice xyphoïde, et constate de la péritonite généralisée, des néomembranes sur la paroi et les intestins.

Comme les liquides semblent venir de la partie supérieure de l'abdomen, je cherche de ce côté et je trouve une perforation qui paraît siéger sur le pylore. C'est par elle que coulent les liquides. Pour avoir plus de jour, j'incise alors à droite le grand droit de l'abdomen et je constate des adhérences autour de la perforation, qui est assez grande pour que je puisse y introduire la pulpe de l'index. Ses lèvres paraissent cicatricielles; elle est très profondément située et difficile à atteindre. J'arrive cependant à l'oblitérer avec des points séro-séreux, je fais un lavage du péritoine, un drainage; mais j'avais opéré trop tard, la mort arrive deux heures après mon intervention. L'autopsie a permis de se rendre compte du siège exact de l'ulcère qui occupait le bord supérieur de la première portion du duodénum tout près du pylore.

Dans la deuxième observation, j'ai cru sauver mon opéré qui a survécu onze jours, mais qui a probablement succombé à une infection lente.

Il s'agissait d'un gardien de la paix, âgé de quarante-un ans, qui le 18 mai 1898, à 4 heures du soir, au moment où il venait de quitter sa faction, fut pris brusquement d'une douleur très violente au niveau de l'ombilic. Les vomissements alimentaires se montrèrent de suite et il fut transporté à l'hôpital Tenon, où je fus appelé comme chirurgien de garde. A mon arrivée, l'interne de garde, qui avait interrogé le malade m'apprit qu'il s'était toujours bien porté jusqu'à l'âge de trente-cinq ans, qu'il buvait et qu'il y a cinq ou six ans il avait commencé à souffrir de l'estomac, d'abord à intervalles espacés, puis d'une façon quotidienne.

Les douleurs très vives apparaissaient une heure et demie ou deux heures après le repas, siégeaient au niveau du creux épigastrique, duraient environ une heure, puis disparaissaient spontanément. Le malade vomissait très rarement ; les vomissements étaient purement alimentaires et il n'y avait jamais eu d'hématémèse. Mais depuis dix mois son état s'était aggravé. Il maigrissait et avait perdu une partie de ses forces, quoiqu'il n'eût pas cessé un seul jour de faire son service comme gardien de la paix.

Quand je l'examinai, je lui trouvai un facies péritonéal extrêmement prononcé, des sueurs froides au front et aux tempes. Le pouls était petit et rapide. Le ventre était ballonné, douloureux à la pression au niveau de l'ombilic, mais je crus trouver un maximum de douleur dans la fosse iliaque droite, ce qui me fit porter le diagnostic de perforation appendiculaire, quoique celui de perforation de l'estomac eût été discuté.

Les vomissements continuaient, l'état s'aggravait ; je le fis porter à la salle d'opération et l'opérai à 11 heures du soir.

Pensant à une appendicite suraiguë, je pratiquai l'incision dans la fosse iliaque droite, et immédiatement le péritoine ouvert, je vis sortir du liquide qui ressemblait à du pus. J'attirai le cæcum qui était normal ainsi que l'appendice. Je songeai alors à une perforation de l'estomac et je pratiquai une incision médiane sus-ombilicale qui me permit de constater une perforation grande comme une lentille siégeant sur la petite courbure, au voisinage du pylore.

Je pratiquai la suture de la perforation ce qui fut assez délicat à cause de sa profondeur et à cause de la friabilité des tissus malades, mais je parvins à la boucher en faisant quatre points de suture. Je fis la toilette sèche du péritoine et le drainai par les deux incisions.

Le 19 mai, au lendemain matin de l'intervention, le malade se trouvait mieux ; les vomissements avaient cessé ; la langue était humide, le pouls à 100 et la température à 37°. Le 30, même état, le malade n'a pas encore été à la garde-robe. Dans l'après-midi les vomissements recommencent, deviennent rapidement fécaloïdes, à ce point que le lendemain mon collègue et ami Chaput, dans le service duquel était ce malade, le fit porter sur la table d'opération ; mais trouvant le ventre souple, sans ballonnement, ne voyant ni pus ni sérosité dans les drains, se borna à refaire le pansement et prescrivit 1 gramme d'huile de croton.

Le 22 mai, le malade est dans le même état, sans élévation de température. Pendant la nuit, il y a une émission spontanée de gaz, et à la suite d'un lavement glycériné, une selle abondante. Pendant les jours qui suivent, l'état général devient plus mauvais, la langue reste toujours humide, le ventre souple ; il ne sort rien par les drains; mais le malade s'affaiblit de plus en plus, malgré l'alimentation rectale, et le 31 mai, onze jours après mon intervention, le malade meurt à 5 heures du matin, dans un état de maigreur extrême. A mon grand regret, l'autopsie n'a pu être faite.

Il faut donc opérer ; le point délicat est de reconnaitre la perforation. Dans un grand nombre de cas on en sera averti par la douleur brusquement sentie par le malade; mais ce symptôme peut manquer; il faudrait alors, d'après Dieulafoy, tenir grand compte de la chute brusque de la température; mais Lereboullet nous dit que cette température peut au contraire s'élever rapidement. Il faudra donc se fier aux signes habituels de la perforation : anxiété du malade, vomissements, fréquence et petitesse du pouls, matité dans les flancs et à la région hypogastrique, etc...

La péritonite est reconnue être due à une perforation de la fin de l'iléon dans le décours d'une fièvre typhoïde. — Nous avons dit qu'ici le plus souvent le diagnostic s'imposait quand la perforation se produisait vers la fin de la fièvre typhoïde; mais il est des perforations qui peuvent se faire dans le premier septennaire, au moment où le diagnostic n'est pas bien assis; la chose a du reste assez peu d'importance, car le principal est de reconnaître la perforation et d'aller au secours d'un malade irrévocablement perdu. Autrefois on hésitait à entreprendre une laparotomie qui, disait-on, devait être nécessairement fatale. Aujourd'hui, il n'en est plus de même, il y a eu des cas de guérison, et si petite que soit la chance de salut, il faut la donner au malade.

TECHNIQUE OPÉRATOIRE. — L'incision sera médiane sous-ombilicale et prolongée au-dessus de l'ombilic autant qu'il sera nécessaire. Aussitôt le ventre ouvert, il s'écoule un liquide plus ou moins louche qui sera étanché, et on ira droit au cæcum. Celui-ci attiré au dehors conduira sur la fin de l'iléon qui sera exploré sur une étendue de 30 à 40 centimètres; c'est à ce niveau qu'on trouvera la ou les perforations.

Celles-ci seront traitées par des sutures séro-séreuses pratiquées de façon à ne pas en rétrécir le calibre. Elles seront faites avec de la soie fine et à deux étages afin de rendre bien étanche la perforation. On placera même un troisième plan de points de Lembert si on croit la chose nécessaire.

Si la perforation ou la lésion est trop étendue pour être fermée sans risque de compromettre par un rétrécissement les fonctions de l'intestin, il ne faudra pas songer ici à une entérectomie ou à une entéro-anastomose, opération trop longue pour un malade très déprimé, il faudra, suivant l'étendue de l'orifice intestinal, ou fixer la perforation à la paroi en créant un anus contre nature, ou se borner à tamponner avec de la gaze stérilisée la cavité abdominale, de façon à isoler la perforation en plaçant un drain mettant en directe communication cette perforation avec l'extérieur.

Dans tous les cas, un lavage soigné de la cavité abdominale aura été pratiqué et un drainage établi à l'angle inférieur de la plaie. On se demande même, dans ces énormes infections abdominales, s'il ne vaudrait pas mieux ne pas réunir la plaie et la bourrer avec de la gaze au salol ou de la gaze stérilisée. Cette conduite a été tenue par quelques chirurgiens et leurs malades ont guéri.

La péritonite par perforation se produit dans le cours d'une péritonite tuberculeuse. — Nous rapprochons la perforation dans la péritonite tuberculeuse de celle de la fièvre typhoïde, car il est des cas où le diagnostic est, paraît-il, délicat, et nous en donnons pour preuve les deux observations qui suivent et dans lesquelles nous sommes intervenu.

Toujours est-il que dans la forme ulcéreuse de la

tuberculose péritonéale des perforations peuvent se produire spontanément, et que dès que la communication entre le contenu de l'intestin et une cavité même enkystée du péritoine s'est produite, le tableau change, les accidents de chroniques deviennent aigus et commandent l'intervention. La perforation se reconnaîtra donc à l'acuité des symptômes, à la douleur qui se manifeste parfois avec la brusquerie d'un traumatisme, aux vomissements qui apparaissent, au ballonnement et à la tension du ventre qui s'exagèrent, et dans certains cas à l'élévation de la température ; disons pourtant que celle-ci peut rester normale, ce qui ne permet pas d'attribuer à la marche du thermomètre une grande importance.

Technique opératoire. — Ici l'intervention se fait dans des conditions spéciales, car on est le plus souvent en présence d'une perforation se produisant dans une poche purulente enkystée. Si donc il est facile de reconnaître la fluctuation, c'est au niveau de son maximum qu'on devra ouvrir ; mais la perforation vient déterminer des accidents nouveaux, des gaz se mêlent au liquide intra-péritonéal, peuvent remplacer la matité par de la sonorité ; il y a là des causes d'erreur faciles à comprendre. Aussi fera-t-on bien de pratiquer une incision médiane sous-ombilicale si un point nettement fluctuant ne commande pas une cœliotomie latérale.

Cette laparotomie médiane sera conduite avec précaution, car elle peut mener sur des anses intestinales adhérentes, il faudra donc redoubler d'attention quand on arrivera sur le péritoine; celui-ci est en effet difficile à reconnaître, il devra être ouvert en dedolant. Le doigt introduit de temps en temps dans la plaie séparera les plans et reconnaîtra les différentes parties qui se présentent, de façon à éviter de déchirer l'intestin. C'est ainsi que petit à petit, en décollant des adhérences épiploïques et même intestinales, on arrivera dans une cavité d'où s'échappera un liquide infect, composé d'un mélange de pus et de matières fécales.

On fera un lavage à l'eau boriquée chaude de cette cavité qui sera étanchée ensuite, puis en écartant les anses intestinales agglomérées par de fausses membranes, on se rendra compte de l'étendue de la perforation et de son siège. Dans ces cas de péritonite tuberculeuse, on a affaire à des tissus tellement malades, qu'il n'y a pas à songer à pratiquer la fermeture de la perforation par des points de suture ; aussi doit-on se borner à tamponner la cavité avec de la gaze stérilisée ou de la gaze au salol, et à placer un ou deux gros drains au niveau de la plaie rétrécie par des crins de Florence.

Si on juge que des incisions latérales de décharge sont nécessaires, elles peuvent être pratiquées dans les flancs.

Voici les observations auxquelles nous avons fait

allusion ; elles nous paraissent instructives, et c'est pourquoi nous en donnons le résumé.

Le 9 mai 1897 au matin, je suis appelé dans le service de M. Gouguenheim pour examiner un jeune garçon de dix-neuf ans, qui vient d'être pris d'accidents aigus, et on me fait le tableau suivant de la maladie. Ce malade est soigné depuis un mois dans le service. Il y est entré avec de la diarrhée, de la douleur dans la fosse iliaque droite sans empâtement, un mauvais état général, une température oscillant de 38° à 38°,5. Bientôt la fièvre s'accentua et le thermomètre monta à 39°,5 et même à 40°. Il n'y avait pas de diagnostic bien net, mais on pensa à une fièvre typhoïde, bien que le séro-diagnostic n'eût donné aucun résultat. Les bains froids firent tomber un peu la température et l'état général s'améliora. On commença à alimenter un peu le malade (potages et œufs), et il y avait cinq jours que ce régime était continué avec succès, quand le malade reçut la visite de ses parents et mangea des cerises que ceux-ci lui avaient apportées. Quelques heures après il était pris d'une vive douleur au niveau de la fosse iliaque droite, accompagnée de vomissements alimentaires, puis bilieux, avec ballonnement du ventre. C'est le lendemain matin, 9 mai, que je vis le malade, que je posai le diagnostic de péritonite par perforation, et que je le fis descendre immédiatement salle Chassaignac pour l'opérer. A ce moment le pouls est à 120, petit, la

9.

température à 37° et il existe de la matité dans les flancs et de la sonorité en avant.

Je pratique une laparotomie médiane sous-ombilicale, et dès que la cavité péritonéale est ouverte, il s'écoule une grande quantité de liquide séro-purulent horriblement fétide, mélangé à des matières fécales et dans lequel je trouve quelques noyaux des cerises mangées la veille. Je pratique le lavage de la cavité ouverte et je constate que les anses intestinales agglutinées qui forment la cavité sont tapissées de fausses membranes et de granulations tuberculeuses en voie de ramollissement. Au niveau du cæcum je trouve une perforation qui a les dimensions d'une pièce de 50 centimes. Il n'y avait pas à songer à pratiquer des sutures sur cet intestin malade, aussi je me borne, après avoir étanché la cavité à la drainer avec un gros drain placé au milieu d'un tamponnement à la gaze iodoformée.

Le 10 mai, le malade se trouvait mieux, les vomissements avaient cessé, la température se maintenait à la normale; mais dans la nuit du 12 au 13, le malade succombait, et on ne put faire l'autopsie.

Ce sont les granulations tuberculeuses reconnues pendant le cours de l'opération et les signes stéthoscopiques présentés par le malade au moment de sa mort, qui m'ont fait étiqueter cette observation sous le nom de péritonite tuberculeuse; mais l'examen histologique n'ayant pas été fait, il reste un doute au sujet de la fièvre typhoïde; c'est ce qui me faisait dire au commencement de ce chapitre que la confusion entre ces deux maladies est parfois possible.

La deuxième observation a beaucoup d'analogie avec la première. C'est encore un jeune sujet dont il s'agit : une fillette de treize ans qui était malade depuis un mois lorsqu'elle entra à l'hôpital. Vers le 28 avril, en effet, elle avait été atteinte d'une fièvre typhoïde pour laquelle elle aurait été traitée par l'enveloppement froid et des lotions vinaigrées. Vers le 10 mai, dix jours environ après le début de sa maladie, elle aurait été prise de douleurs vagues dans l'abdomen, de coliques, de nausées, de vomissements. Les selles étaient demi-liquides, en même temps la malade constatait que son ventre grossissait.

A son entrée à l'hôpital Lariboisière, le 1er juin, cette fillette était très amaigrie, très pâle. Elle avait des vomissements porracés fréquents. Sa température était normale. Le ventre était ballonné, peu douloureux, si ce n'est à la pression. La percussion faisait percevoir une certaine matité de l'ombilic, au pubis et dans les flancs.

L'auscultation révélait l'existence de frottements pleuraux des deux côtés.

Devant l'incertitude du diagnostic et la non-élévation de la température qui resta trois jours à 37°,2, j'hésitai à intervenir ; mais le 5 juin le thermomètre atteignit 38°,9, et je pratiquai une laparotomie médiane sous-ombilicale, qui donna issue à un liquide fétide, jaunâtre, mélangé de gaz et de matières fécales qui provenaient encore de la région cæcale. Je lavai et drainai, mais la malade mourut le jour suivant, le 7, à 6 heures du soir. Voici la note qu'on me remit. A l'autopsie on trouve le péritoine parsemé de granulations grises et de masses caséeuses. Les viscères sont très adhérents à la séreuse pariétale et se déchirent par places quand on veut les séparer. Au niveau de l'intestin grêle et du cæcum, on constate sur la face postéro-externe de la partie terminale de l'iléon à 3 centimètres au-dessus de la valvule de Bauhin, quatre perforations. L'intestin ouvert montre l'absence de lésions de la muqueuse sauf au niveau de ce dernier point. Absence de lésions de l'appareil pulmonaire.

On serait encore bien tenté de mettre ces perforations sur le compte de la fièvre typhoïde, mais la présence de granulations notées à l'autopsie et l'absence de lésions de la muqueuse intestinale me forcent à étiqueter cette observation sous le nom de péritonite tuberculeuse.

Enfin, je donne cette troisième et dernière observation parce que l'intervention m'a fait croire à une péritonite tuberculeuse. L'autopsie a été faite ; mon collègue Brun dans le service duquel j'ai été appelé, étant de garde, a vu les pièces et a dû me dire qu'il ne savait pas ce que c'était, mais qu'il ne croyait pas à de la tuberculose.

Voilà toujours comme document l'histoire de ce jeune malade de dix ans. L'affection débuta le 8 octobre 1897, par de la constipation et une douleur subite dans la fosse iliaque droite. Le 9, on donna un lavement qui détermina plusieurs garde-robes. Du 9 au 18, l'enfant continua à souffrir et la constipation s'établit à nouveau.

Le 18 octobre, dix jours après, commencèrent des vomissements alimentaires qui continuèrent, et le 23 octobre, on fit entrer à l'hôpital des enfants malades, le petit patient, qui était dans un tel état qu'on fit immédiatement appeler le chirurgien de garde.

Je trouvai le petit malade dans un état d'amaigrissement considérable. Le ventre était distendu, mais sans grande exagération, un peu douloureux à la pression et mat au-dessus du pubis et dans les flancs. Le pouls était petit à 120 ; la température à 37°,8. Je pratiquai immédiatement une laparotomie et croyant à une appendicite, je fis une grande incision dans la fosse iliaque droite par laquelle s'écoula un liquide louche mélangé de matières fécales qui provenaient du fond d'une grande cavité fermée par les anses intestinales adhérentes ; je lavai et nettoyai ce foyer et fis une contre-ouverture dans le flanc droit, je drainai et fis faire des injections de sérum.

Ce petit malade, malgré l'état désespéré dans lequel je l'avais trouvé ne mourut que le 4 novembre, c'est-à-dire onze jours après l'intervention.

Voici les détails qui m'ont été adressés sur le résultat de l'autopsie : Le ventre est rempli de matières fécales. Les intestins adhérents forment une masse compacte. Dans la fosse iliaque droite, on trouve sur l'intestin grêle deux perforations en canon de fusil et une troisième après l'éviscération de la masse intestinale. Ulcérations nombreuses sur le gros intestin, n'ayant pas perforé la séreuse.

Traitement de la péritonite suppurée. — Sous ce titre, très vague il est vrai, nous rangeons toutes les péritonites qui se manifestent par les symptômes que nous avons indiqués plus haut, vomissements, ballonnement du ventre, douleur à la pression, état général grave, pouls petit, fréquent, élévation de la température. Ces péritonites suppurées, dont à première vue il est impossible de reconnaître la cause, commandent une intervention immédiate. Il y a du pus dans le ventre, il faut l'évacuer.

Ce sont en général des péritonites enkystées circonscrites.

Le diagnostic de péritonite suppurée est relativement facile. Outre les signes que nous venons de mentionner plus haut, l'élévation vespérale et quotidienne de la température, et dans certains cas la voussure localisée à une partie de l'abdomen, même la présence de la fluctuation permettent de reconnaître la présence du pus.

On pourra soupçonner la cause première de la

suppuration péritonéale dans certaines occasions. Quand par exemple le toucher vaginal montre des lésions utéro-annexielles, on se rendra compte du point de départ de l'infection. Quand les signes physiques seront localisés dans la région péri-hépatique, ce sera le foie qui sera en cause. Si on a affaire à une infection puerpérale, le diagnostic de péritonite puerpérale sera facile à poser, de même que celui de péritonite post-opératoire. Enfin, on sait aujourd'hui que les infections peuvent se localiser dans le péritoine et donner lieu à des péritonites suppurées. Telle la péritonite pneumococcique qu'on pourra diagnostiquer à ce qu'on la rencontre principalement chez l'enfant et principalement dans le sexe féminin, à ce qu'elle siège en général au-dessous de l'ombilic et à ce que, suivant Brun (9 fois sur 14 cas), il a trouvé des signes du côté de l'ombilic, tels que le déplissement de la cicatrice, la fistulisation du nombril ou bien encore la saillie ou la rougeur de cette région, caractères indiquant la tendance à l'ouverture spontanée.

La péritonite tuberculeuse elle-même peut se compliquer d'une infection secondaire qui lui donne les allures d'une péritonite aiguë et qui rend le diagnostic fort difficile. En voici un exemple. :

Une jeune malade, âgée de dix-huit ans, qui avait eu un an auparavant une poussée de péritonite, entre le 18 mai 1898 à Lariboisière, salle Élisa Roy, n° 14. À la suite de fatigues (c'était une chanteuse de café-concert), elle fut reprise des mêmes accidents et à son entrée à l'hôpital la température était de 39°, le ventre était volumineux, douloureux à la pression, sans gâteau péritonéal. Le toucher vaginal ne donnait pas de renseignements. Malgré un traitement approprié (glace, opium, etc.), les symptômes ne s'amendèrent pas et, le 4 juin, on vint me prier, en l'absence de mon collègue et ami Guinard, d'intervenir.

Comme le diagnostic causal n'était pas possible, je fis une laparotomie médiane sous-ombilicale et, aussitôt le ventre ouvert, il sortit un liquide louche séro-purulent et des fausses membranes fibrineuses. Les anses intestinales étaient agglutinées et montraient des granulations tuberculeuses. Les annexes étaient saines; l'appendice était normal.

Je drainai l'abdomen. Les suites de l'opération furent très bonnes, la température tomba; mais, après quinze jours de rémission, la malade se mit à tousser et à maigrir rapidement. Les deux poumons se prirent et elle mourut le 20 juillet d'infection tuberculeuse généralisés, le ventre ayant diminué de volume, et la suppuration étant presque tarie, ainsi que me l'écrit M. Chaillou, interne du service, qui a eu l'obligeance de me recueillir cette observation.

Technique opératoire. — Nous faisons de la chirurgie d'urgence, il n'y a donc pas à songer à s'attaquer à l'organe cause de la suppuration périto-néale, comme cela pourrait parfois se faire si on n'était pas appelé trop tard. Pour citer un exemple, on pourrait ouvrir, en faisant l'hystérectomie vaginale une collection suppurée péri-utérine ou péri-annexielle ; mais on se trouve en général en face d'une malade dans un état très grave, il faut aller vite et parer aux premiers accidents, quitte à traiter plus tard l'organe malade origine de la péritonite.

C'est donc une ouverture d'abcès péritonéal qu'on va pratiquer. Où faut-il ouvrir l'abdomen ? Dans la grande majorité des cas, sur la ligne médiane et au-dessus du pubis, car c'est le lieu d'élection du plus grand nombre des suppurations péritonéales, et c'est encore là qu'il faut inciser quand on n'est pas bien sûr de la présence du pus, ce qui peut arriver.

On incisera donc la paroi sur la ligne blanche avec précaution et en faisant la plus grande attention en arrivant sur le péritoine pariétal. Celui-ci peut être épaissi, faire corps avec l'épiploon ou adhérer intimement à une anse intestinale. Quand on l'incise il faut donc toujours craindre d'ouvrir l'intestin et y aller avec la plus grande attention. Si on a des doutes, on incisera en dédolant et on abandonnera le bistouri pour se servir de la sonde cannelée ou de l'index qui décollera les parties, sentira leur consistance et guidera la main vers la cavité purulente. Si au milieu de l'incision, les adhérences intestinales paraissent trop intimes, on se portera en bas, en haut ou un peu sur les côtés, toujours pour éviter de perforer une anse intestinale.

On arrivera ainsi dans une cavité remplie de pus ou de sérosité louche, formée par les anses intestinales agglomérées, tapissée de fausses membranes et plus ou moins vaste, suivant que le paquet intestinal a été plus ou moins refoulé. L'incision de la poche sera suffisante pour permettre un bon lavage à l'eau boriquée, ou chloralée et on prendra bien soin de ne pas détruire les adhérences protectrices qui isolent la grande séreuse. On étanchera ensuite le liquide, on bourrera la cavité avec de la gaze stérilisée ou salolée, et on la drainera à la partie inférieure. Après quoi on fera la suture de la paroi au catgut, ou à un seul étage, avec des crins de Florence, de façon à éviter les soies perdues qui pourraient suppurer, en laissant en bas un espace assez large pour le passage du gros drain qui draine la cavité.

Souvent, arrivé sur le péritoine, on voit par transparence le pus ou la sérosité louche; ici l'opération est simple, car on est tombé sur un endroit facile à aborder. Dans d'autres cas, au contraire, on ne rencontre que des adhérences unissant intimement ensemble paroi, épiploon et anses intestinales ; il faudra décoller avec soin l'intestin et se rendre compte de l'absence de toute poche purulente placée au milieu des anses intestinales.

Cette recherche est délicate, nous l'avons dit, car la déchirure de l'intestin serait une faute grave, qu'il faudrait réparer par sa suture immédiate, mais qui viendrait rendre encore plus sombre le pronostic.

Si on ne se trouve qu'en face d'adhérences intestinales sans collection, comme cela peut se rencontrer quand on est en présence d'une tuberculose péritonéale réchauffée, on n'insistera pas dans ses recherches, il y aura eu erreur sur la présence du liquide, et on se bornera, sans préjudice du reste pour le malade, à refermer l'abdomen.

Ici, comme dans tous les cas où l'opéré fléchit, il ne faut pas hésiter à faire faire pendant l'opération des injections d'éther et de caféine et même une injection sous-cutanée de sérum artificiel.

B. **Il existe de l'occlusion intestinale.** — Celle-ci est en général manifeste quand le chirurgien est appelé; elle a mis un temps plus ou moins long à se produire, et peut tenir à des causes différentes, susceptibles de faire varier la thérapeutique opératoire. Il faut donc connaître ces causes ; nous allons commencer par les énumérer.

L'occlusion intestinale, ou mieux rétention stercorale peut être de *cause externe* ou *pariétale*, c'est-à-dire, due à un étranglement au niveau des parois abdominales, ce sont les *hernies étranglées* qui sont faciles à diagnostiquer sauf les hernies diaphragmatiques et obturatrices ; nous nous occuperons plus loin de ce chapitre spécial.

L'occlusion intestinale peut être de *cause interne* ou *viscérale*, c'est-à-dire occasionnée par les organes contenus dans l'abdomen et en particulier l'intestin. Celui-ci peut être étranglé par une bride, coudé, tordu, invaginé ou paralysé par une péritonite ou rétréci par une dégénérescence néoplasique.

Ce sont ces causes multiples, que nous énumérons dans le tableau suivant, qu'il faudra s'efforcer de différencier les unes des autres.

Traitement de l'occlusion intestinale. — Commençons par l'étude du traitement de la *rétention stercorale* de cause interne ou viscérale, qu'on désigne d'habitude sous le nom d'*occlusion intestinale*. A quelque cause qu'appartienne cette rétention stercorale, il existe toujours des symptômes qui sont les mêmes. Il y a arrêt complet des matières et des gaz ; les vomissements de bilieux qu'ils étaient sont devenus fécaloïdes ; le météorisme est notable quelquefois même considérable. Voilà un premier point facilement acquis, il faut aller plus loin et essayer de pénétrer la cause de cette occlusion intestinale.

Tout d'abord, il faut essayer de séparer l'occlusion due à la paralysie intestinale de celle déterminée par un véritable obstacle. Autrefois on confondait souvent ce qu'on pourrait appeler cette pseudo-occlusion avec la véritable occlusion intestinale ;

RÉTENTION STERCORALE DE CAUSE EXTERNE OU PARIÉTALE. — *Hernies étranglées.*

RÉTENTION STERCORALE DE CAUSE INTERNE OU VISCÉRALE.

    a) *Occlusion intestinale vraie.*
- 1° Brides, coudures, diverticules, anneaux accidentels.
- 2° Torsion, volvulus.
- 3° Invagination.

    b) *Paralysie intestinale.*
- 1° Par atonie et amas de matières fécales.
- 2° Par périto-nite { appendiculaire. / par perforation.

    c) *Occlusion chronique qui passe à l'état aigu.*
- 1° Rétrécissements néoplasiques, inflammatoires.
- 2° Corps étrangers. Calculs biliaires.

aujourd'hui on connaît mieux ces cas de péritonite déterminant la paralysie intestinale et conséquemment l'arrêt des matières et des gaz.

Souvent, dans l'appendicite aiguë, on est en face d'un malade ayant de la rétention complète, même des vomissements fécaloïdes ; mais l'interrogatoire permet de découvrir dans son passé des crises appendiculaires ; il a surtout souffert à droite : il avait le tube digestif en mauvais état, et il nous est arrivé plusieurs fois de ne pas hésiter à ouvrir dans la fosse iliaque droite et de trouver l'appendicite supposée. Nous en dirons de même de toutes les péritonites et en particulier des péritonites par perforation dont nous avons donné les principaux caractères dans le précédent chapitre. On peut même, dans ces cas d'occlusion intestinale par péritonite, en étudiant bien son malade, constater que dans la majorité des cas, la rétention gazeuse est moins complète, les vomissements restent plus longtemps bilieux et ne deviennent fécaloïdes qu'à la dernière période, qu'enfin le ballonnement du ventre est peut-être moins considérable.

En ajoutant à ces symptômes, ceux tirés de la cause qui a fait naître la péritonite (ulcère de l'estomac, perforation de l'appendice, perforation de la fièvre typhoïde, etc.), on a de fortes présomptions et en décidant la laparotomie, on peut savoir dans quel sens se diriger ; mais il est des cas tellement difficiles que le diagnostic entre la pseudo-occlusion et la véritable est absolument impossible, puisque, l'abdomen ouvert, on peut même s'y tromper. C'est ce qui nous est arrivé dans l'observation suivante :

Le 23 octobre 1897, je fus appelé à l'hôpital Necker, auprès d'un homme de trente-neuf ans, entré le 20 du même mois dans le service du Dr Barth, qui avait été pris la veille de douleurs abdominales sans localisation bien marquée et suivie de vomissements porracés abondants. Dès le début des accidents, il y eut suppression des selles et des gaz ; mais un lavement donné dès son entrée amène une garde-robe.

Quand je vis le malade, les vomissements étaient noirs, le pouls petit, très fréquent, la température à 38° ; le ventre était ballonné, douloureux surtout à droite, où on sentait une tuméfaction dans la fosse iliaque.

Je portai le diagnostic d'appendicite et je pratiquai une incision parallèle à l'arcade crurale. Le péritoine ouvert, il s'écoula un liquide louche, séro-purulent. Je cherchai l'appendice qui adhérait à la paroi, je le réséquai. Une anse intestinale coudée fut attirée dans la plaie, débarrassée des fausses membranes qui la couvraient.

Croyant avoir fait le nécessaire, je fis un drainage et refermai l'abdomen.

Le malade mourut le lendemain matin et l'autopsie montra un gros cordon noirâtre tordu sur lui-même deux ou trois fois qui contournait en l'étranglant une anse d'intestin grêle. Ce cordon gros comme le pouce était un diverticule de Meckel s'insérant à 1 mètre de la valvule iléocæcale sur l'iléon.

Cette observation plaide en faveur de la laparotomie médiane que nous défendons plus loin ; mais il faut avouer cependant que j'étais en présence d'une collection bombant dans la fosse iliaque droite, d'un appendice malade adhérent ; lésions qui suffisaient à expliquer les accidents d'occlusion intestinale, et que rien ne pouvait faire prévoir la présence d'un étranglement par le diverticule de Meckel.

Ces pseudo-occlusions écartées, peut-on arriver à un diagnostic précis dans les autres cas. Certes on peut avoir des présomptions, mais sauf certaines conditions que nous allons énumérer, il faut avouer qu'on pratique la laparotomie sans savoir où l'on va.

Ces conditions sont les suivantes : on a affaire à un sujet qui a dépassé la cinquantaine et qui est pris d'accidents aigus ; et on apprend que depuis quelque temps il a des troubles digestifs ; il vous dit même que ses matières ont diminué de volume, qu'il est très constipé ou qu'il a des alternatives de diarrhée ; de plus vous découvrez que les accidents ne se sont pas établis brusquement, mais ont mis plusieurs jours à devenir aigus ; vous pouvez presque à coup sûr alors diagnostiquer une occlusion chronique passée à l'état aigu et dire que vous avez affaire à un néoplasme du gros intestin, même quand le palper abdominal et le toucher rectal ont été négatifs, à plus forte raison quand vous avez trouvé de la tuméfaction dans la région iliaque ou cæcale ; et pourtant nous venons de nous trouver en face d'un cas où la soudaineté des accidents et le passé presque négatif du malade rendent le diagnostic de néoplasme difficile. On va en juger par l'exposé de l'observation.

Le 16 avril 1897, je suis appelé auprès d'un M. X.., âgé de cinquante-deux ans, qui présente depuis quatre jours des symptômes d'occlusion intestinale, qui se sont manifestés de la façon suivante : le 12, en faisant sa promenade habituelle, il fut pris brusquement dans le côté gauche d'une « douleur à en mourir » ; il rentra, et petit à petit la souffrance se calma en laissant du malaise. Il alla pourtant à la garde-robe ce jour-là, mais petitement.

Le lendemain, le malaise continua, la constipation s'établit, mais le malade rendit des gaz par l'anus, et sur le conseil de son médecin il prit un purgatif qui resta sans effet. Le troisième jour, il prit encore de l'huile de ricin et eut alors des vomissements simplement bilieux ; mais les douleurs devinrent intolérables et il n'eut pas la moindre garde-robe, malgré des lavages intestinaux, l'application de l'électricité, etc. Il eut pourtant encore un gaz le soir.

Le 15 avril, quatrième jour de la maladie, les

douleurs continuèrent. Il n'y eut plus la moindre émission de gaz par l'anus.

Le 16, je fus appelé et je constatai une occlusion complète avec nausées, sans vomissements toutefois. Le ballonnement n'était pas très considérable ; mais les douleurs étaient très vives et le patient réclamait une intervention que je remis au lendemain, après avoir prescrit 8 centigrammes d'opium et des injections de morphine.

Le 17 au matin, j'arrive, ayant tout préparé pour l'intervention, mais le malade ne souffre plus, il se trouve bien, il a émis quantité de gaz et continue même à en émettre devant moi ; toute idée d'intervention a disparu de son esprit et nous le quittons en prescrivant encore 5 centigrammes d'opium.

Le 18 avril au matin, la nuit a été bonne ; un lavement prescrit a amené cinq ou six petits bols fécaux. L'opium est continué.

Le 19 avril, le malade va tout à fait bien ; il n'a pourtant pas eu de selles, et je prescris 20 grammes d'huile de ricin donnés en quatre petites cuillerées, d'heure en heure.

Je ne vois plus M. X... que le surlendemain 21 avril. Les purgatifs ont été sans effet, les entéroclyses n'ont pas donné de meilleur résultat ; les douleurs ont recommencé. Je me décide à intervenir le lendemain, en prescrivant encore 6 centigrammes d'opium pour la nuit.

Le toucher rectal et le palper abdominal avaient

été négatifs, et les douleurs, qui procédaient par crise, avaient pour point de départ le flanc gauche. Je posai donc le diagnostic de cancer annulaire probable de l'S iliaque avec possibilité d'une occlusion aiguë par un corps étranger (M. X... avait mangé des oranges le matin même du jour de la première manifestation douloureuse).

Je pratiquai donc une laparotomie sous-ombilicale médiane, décidé à faire une entérectomie si possible, et, le ventre ouvert, je tombai en effet sur une petite masse néoplasique, dure, enserrant sur un petit espace la fin de l'S iliaque et le commencement du rectum. Cette masse fixée dans le petit bassin était inabordable, et je finis en faisant un anus iliaque.

Cet anus fonctionna bien et soulagea le malade immédiatement ; mais M. X... était encore sous le coup d'une influenza qui durait depuis deux mois ; ses poumons se prirent, il fit de l'infection péritonéale et mourut trois jours après.

Il est certain que ce début brusque et l'absence d'un passé morbide auraient pu écarter l'idée d'une obstruction par néoplasme. Notre malade était, de plus, assez gras et ne présentait pas un mauvais état général ; mais nous avions été averti par un exemple récent en aidant notre maître M. Périer dans une laparotomie faite à peu près dans les mêmes conditions. Il s'agissait d'un cancer annulaire de l'S iliaque, de petit volume, qui put être enlevé, et quand

on en pratiqua la coupe, on trouva un petit corps
étranger bouchant la lumière tout à fait rétrécie de
l'intestin.

Voici encore un autre exemple qui prouve que
l'occlusion chronique peut revêtir parfois un carac-
tère aigu d'emblée et rendre le diagnostic causal
presque impossible :

Le 4 juillet 1898, étant de garde, je fus appelé, à
Bicêtre, auprès d'une femme de soixante-huit ans,
atteinte d'occlusion intestinale. Il y a une dizaine de
jours, elle avait été atteinte brusquement de douleurs intestinales avec arrêt complet des matières et
des gaz par vomissements bilieux devenus fécaloïdes à son entrée à l'hôpital. Comme tout renseignement, elle disait ressentir dans le ventre, depuis
deux mois, quelques douleurs légères avec alternatives de constipation et de diarrhée. État général
excellent ; femme très grasse.

Je pratiquai la laparotomie médiane sous-ombilicale ; les anses intestinales, très distendues, sor-
tirent ; j'introduisis la main et je trouvai sur le côlon
pelvien une petite masse indurée néoplasique. Je
me mis en demeure de rentrer les anses de l'intestin grêle pour établir un anus contre nature, sur le
gros intestin. Mais, dans les manœuvres, il se pro-
duisit une déchirure qui me força à fixer l'anse
rompue à la paroi ; et, comme je voulais aller vite,
je maintins l'anse en passant un rouleau de gaze
iodoformée dans le méso et en obturant les ouver-

tures de l'intestin avec des pinces de Kocher, qui furent enlevées le lendemain lorsque les adhérences furent faites. La malade mourut le 7 juillet, trois jours après mon intervention.

Voici le résultat de l'autopsie, qui m'a été obligeamment adressé par M. Guillot, interne de service : anneau cancéreux unique, mesurant 4 centimètres, situé sur l'anse sigmoïde ; diminution considérable du calibre de l'S iliaque, qui est aplatie et rubannée ; le calibre de l'intestin, au niveau du néoplasme, est de 4 millimètres.

On voit donc que dans le cas d'occlusion intestinale chronique, qui est presque toujours néoplasique, sauf rare exception, on peut faire le diagnostic.

On peut encore quelquefois le faire quand on se trouve en présence d'une occlusion par calculs biliaires. Cette dernière s'observe presque exclusivement chez les femmes ayant dépassé la seconde moitié de la vie. Loin d'avoir été précédé par des manifestations du côté du foie, l'ictère prémonitoire manque le plus souvent ; mais on peut retrouver dans le passé de la malade l'apparition de douleurs dans l'hypochondre droit, et assez souvent une première attaque de vomissements coïncidant avec une constipation opiniâtre. Enfin un premier calcul biliaire a déjà pu être rendu dans les selles.

Quand on a affaire à des femmes constipées opiniâtrément et qu'on a senti dans le gros intestin des masses arrondies échelonnées sur le côlon, on doit encore songer à une occlusion par masses fécales donnant lieu à des accidents aigus.

De même, quand on est en présence d'un malade atteint de colite ancienne, constipé depuis longtemps, on doit soupçonner un rétrécissement inflammatoire.

Mais tous ces cas sont des cas d'occlusion chronique passée à l'état aigu, occlusion chronique relativement facile à diagnostiquer.

On peut encore poser un diagnostic quand on a affaire à des malades ayant subi soit une laparotomie, soit une hystérectomie antérieure.

Dans l'hystérectomie, ce diagnostic aurait moins d'importance, puisque M. Segond recommande de faire toujours l'anus contre nature en pareille occurrence, se basant sur l'état précaire dans lequel se trouvent ces grandes opérées ; nous ne nous permettrons pas de discuter son opinion, n'ayant aucune pratique de ces sortes d'accidents.

Après une laparotomie antérieure, quand l'occlusion intestinale se montre, on peut presque à coup sûr faire le diagnostic de brides ou d'adhérences, Nous en avons deux observations bien nettes, que nous donnerons à propos du traitement.

Ces cas particuliers mis à part, il est presque impossible de déterminer la cause de l'occlusion, et pour s'en rendre compte, il n'y a qu'à noter la pénurie des symptômes donnés dans les classiques pour faire reconnaître les différents étranglements.

L'*étranglement interne*, qu'il soit causé par une *bride*, par une *soudure*, un *anneau fibreux*, un *diverticule*, sera diagnostiqué — nous dit-on — à l'acuité de la douleur, à la soudaineté et à la rapidité d'apparition des signes cliniques.

Les *volvulus* siège souvent sur l'S iliaque et se rencontre de préférence chez l'adulte et le vieillard. L'anse tordue se dilate énormément et la palpation, sous l'anesthésie, permet de la reconnaître (signe de Wahl). Les vomissements seraient précoces.

L'*invagination* seule pourrait être diagnostiquée, et encore dans des cas très rares. L'occlusion serait ici incomplète; le ballonnement du ventre ne serait pas considérable. Il y aurait souvent des selles sanguinolentes, formées d'un mélange de mucus et de glaires ; ces selles peuvent être accompagnées de ténesme. Dans quelques cas la palpation de l'abdomen permet de constater une tumeur molle, douloureuse à la pression, un peu mobile et présentant la forme d'un boudin. Enfin, dans les invaginations iléocôliques ou iléocæcales, les plus fréquentes du reste, on notera l'absence du cæcum et du côlon ascendant dans le flanc droit, et une certaine dépression de la fosse iliaque du même côté, ce qui contraste avec une saillie plus ou moins volumineuse du côté gauche. De plus, on sait que l'invagination est surtout fréquente chez les enfants.

Comme on le voit, dans la grande majorité des

cas, on prend le bistouri avec des présomptions plus ou moins bien établies ; mais sauf exception, sans diagnostic ferme. Et comme nous le disions en commençant, la principale indication à remplir est la suivante : *Faut-il ou non opérer ?* Ici la réponse est facile : *Devant les signes d'occlusion nette il faut toujours opérer, et le plus vite possible.*

Technique opératoire. — Avant de prendre le bistouri, on doit cependant tenter un dernier moyen, c'est le lavement électrique. Il réussit souvent, notamment dans les cas de paralysie intestinale ; il en existe de nombreux exemples et en voici un récent tiré de notre pratique.

Un journalier, âgé de trente-six ans, entre le 10 janvier 1898 à l'hôpital Lariboisière dans le service de M. Périer. Trois jours avant il avait éprouvé une douleur subite dans le ventre, au niveau de la région ombilicale, puis des vomissement survinrent, d'abord alimentaires, puis bilieux. Depuis trois jours absence complète de selles et de gaz par l'anus. Un lavement purgatif prescrit par le médecin est resté sans effet, et quand nous le voyons à l'hôpital, le ventre est tendu, ballonné, sans excès cependant ; le malade continue à vomir, mais les vomissements ne sont pas fécaloïdes ; le pouls est petit, fréquent et il existe des douleurs abdominales.

Ce malade a été en 1883 au Tonkin, y a contracté la dysenterie, maladie sérieuse puisqu'elle a nécessité un séjour de trois mois à l'hôpital ; il n'est cependant revenu en France qu'après avoir terminé sa corvée coloniale, et depuis cette époque aucun accident n'est survenu du côté de l'intestin.

Avant d'intervenir, je prescris un lavement électrique qui ne tarde pas à déterminer une débàcle. On en administre un second le lendemain, encore suivi d'une évacuation abondante, et quelques jours après le malade sort guéri.

Voici la façon de donner un lavement électrique. Il faut avoir à sa disposition une pile à courants continus, munie d'un galvanomètre ; on commence par administrer au patient un lavement d'eau salée. On place alors dans le rectum la petite canule spéciale dont sont munis tous les appareils électriques, de façon qu'elle baigne au milieu du liquide. On place d'autre part sur l'abdomen une plaque métallique recouverte de peau de chamois et imbibée d'eau salée ; puis on fait passer le courant.

Ce courant ne doit pas dépasser 20 milliampères. De plus il faut de temps en temps renverser le courant. Une séance de dix minutes suffit pour amener un résultat quand il doit se produire. On fera ainsi deux séances à deux heures d'intervalle, et s'il n'y a pas d'effet produit on prendra le bistouri.

Pourquoi, en effet, employer tous les moyens médicaux tels que l'opium, les lavages de l'estomac, la position renversée ? ils ne servent qu'à faire perdre un temps précieux, et on comprend qu'ils soient sans effet en présence des adhérences, d'une bride, d'un étranglement ; nous les rejetons, il faut opérer le plus vite possible si on veut se placer dans de bonnes conditions. L'opération est donc décidée, quelle va-t-elle être ? Nous touchons ici un des points les plus discutés de la chirurgie. On sait toutes les opinions émises pour ou contre la laparotomie et l'anus contre nature. Il y a encore quelques mois la Société de chirurgie mettait cette question à l'ordre du jour et nous le disons nettement à l'heure qu'il est, elle nous paraît avoir perdu beaucoup de son importance.

Sauf les cas où on a affaire à une occlusion chronique passée à l'état aigu et où on a par conséquent un diagnostic probable, celui de néoplasme ou de rétrécissement du gros intestin, nous pensons que la laparotomie est la seule opération à pratiquer. Ajoutons encore et avec réserve que l'anus contre nature pourra encore être fait dans les cas spéciaux d'occlusion intestinale après hystérectomie vaginale, puisque M. Segond le préconise. Nous recommandons, pour tous les autres cas, de faire la section médiane de l'abdomen et d'y aller voir. On nous dit bien que les statistiques de l'anus contre nature sont meilleures que celles de la laparotomie ; que cet anus contre nature se referme quelquefois de lui-même, que cette opération est beaucoup moins grave que la cœliotomie ; c'est possible, mais jamais pour notre part, nous n'avons vu d'anus contre nature se refermer seul, et ce doit être bien rare ; on ne voit que le résultat immédiat et on ne prend pas en considération le nombre d'opérés d'anus contre nature qui meurent d'inanition dans les semaines qui suivent ! Et cet anus contre nature, ce n'est qu'un pis aller ; il faut certes faire l'anus si on ne peut faire autrement ; mais donner à un individu cette infirmité, quand il suffit d'une incision simple pour détacher une bride et guérir son malade, ne nous paraît plus être une pratique en rapport avec les progrès de la chirurgie. Du reste, quand on fait de parti pris l'anus artificiel, on va au hasard, on ouvre, on saisit une anse distendue qu'on fend sans savoir à quelle hauteur passe l'ouverture. N'est-il pas plus naturel de voir d'abord où siège l'obstacle, de le lever si on peut, et si la chose est impossible, de créer un anus en bonne place. Certes cette méthode est plus longue et peut immédiatement amener une solution néfaste ; certes en ouvrant de prime abord l'intestin on fait face aux premiers accidents avec le minimum d'intervention, mais d'abord on oublie de dire qu'il y a encore des infections péritonéales mortelles avec l'anus ouvert d'emblée, et de plus c'est peu de chose d'avoir soulagé momentanément son malade s'il doit mourir quelques semaines plus tard du défaut d'assimilation que ne lui permet plus qu'une petite portion d'intestin.

Donc, pour conclure, dans les cas où on n'a pas

de diagnostic, et ils sont nombreux, il faut toujours pratiquer la laparotomie, se rendre compte de l'obstacle, le lever, et si la chose est impossible, créer un anus contre nature, qu'on établit alors dans les meilleures conditions possibles.

Pratique de la laparotomie. — Revenons à notre technique opératoire. On commencera par pratiquer une laparotomie sous-ombilicale médiane et l'incision ira du pubis à l'ombilic, de façon à permettre la pénétration facile de la main dans la cavité péritonéale. Pendant ce temps de l'opération, l'aide, avec des compresses stérilisées et très chaudes, s'opposera à la sortie des anses intestinales dilatées, qui se présentent immédiatement à l'ouverture du ventre.

La main exploratrice se dirigera immédiatement vers le cæcum et le palpera pour se rendre compte de son état. Si c'est lui le siège de l'obstacle, on l'attirera dans la plaie pour le traiter suivant sa lésion; s'il n'est pas le siège de l'obstacle, on se rendra compte de sa dilatation ou de sa vacuité. S'il est dilaté, c'est que l'obstacle siège en aval et la main devra parcourir le côlon ascendant, le côlon transverse, le côlon descendant et l'S iliaque, jusques et y compris le rectum, et sur ce trajet, elle doit trouver la cause des accidents. Si le cæcum est vide et aplati, c'est du côté de l'intestin grêle qu'on doit poursuivre ses recherches, en dévidant tout l'intestin jusqu'à ce qu'on ait rencontré l'obstacle.

Ces manœuvres sont d'une simplicité rare sur le papier ; il est loin d'en être de même pour la main qui explore ; aussi la recherche est-elle souvent négative. Dans ce cas, il ne faut pas hésiter à prolonger son incision jusqu'à l'appendice xyphoïde et à pratiquer l'éviscération. A cet effet, on prend une très grande serviette très chaude et très humide ; on y reçoit l'intestin, dont au besoin on attire les différentes parties au dehors et on a ainsi sous les yeux, non seulement le paquet intestinal facile à visiter, mais encore tout l'abdomen dont on peut explorer les moindres recoins.

L'OBSTACLE EST TROUVÉ ET L'INTESTIN N'EST PAS MALADE. — Quelle est la conduite à tenir ?

L'obstacle est dû à une bride. — La laparotomie, dans ces cas, donne de merveilleux succès et on peut faire une opération rapide et curative dans les cas où on prévoit cette bride, comme chez ces malades qui ont subi une laparotomie antérieure ou qui ont eu une péritonite.

Point n'est besoin, quand on la soupçonne, des grandes manœuvres indiquées plus haut ; la laparotomie sous-ombilicale faite, on plonge la main dans le petit bassin du côté de l'utérus et des annexes et le doigt en crochet ne tarde pas à accrocher la bride, qui est saisie et attirée autant qu'il est possible ; les anses intestinales sont écartées pour qu'on puisse se rendre compte de sa nature ; c'est le plus souvent une bride péritonéale ou épiploïque qui est coupée entre deux pinces à forcipressure ; l'anse étranglée est attirée au dehors, examinée pour voir si le sillon de striction n'a pas déterminé de gangrène, puis elle est réduite ; une ligature est placée sur chaque partie sectionnée pour éviter toute hémorragie et le ventre n'a plus qu'à être refermé. Nous avons eu de la sorte, un beau succès dans un cas dont voici l'observation.

Il s'agissait d'une femme de vingt-huit ans, opérée par un de mes collègues, de laparotomie avec ablation des annexes du côté droit et hystéropexie consécutive. Cette laparotomie fut pratiquée le 19 juin 1893 et le lendemain la malade commença à être prise de fortes coliques qui nécessitèrent l'administration d'un lavement laudanisé.

Le 7 juillet, elle fut prise de vomissements accompagnés de violentes douleurs et la température commença à monter. Les vomissements, loin de cesser malgré les injections de morphine, augmentèrent. Le ventre était sensible à droite, mais le toucher vaginal restait négatif. La constipation continuait à être opiniâtre.

Le 10 juillet, les vomissements commencèrent à devenir fécaloïdes ; le ventre se ballonna et la palpation de l'abdomen montrait un point douloureux très net dans la fosse iliaque droite.

Un lavement purgatif donna pourtant lieu à une

selle abondante, mais malgré un lavage de l'estomac, la nature fécaloïde des vomissements s'accentua et l'état général de la malade s'aggravant, on m'envoya chercher à 9 heures du soir, comme chirurgien de garde.

Après examen de la malade, qui me fit porter le diagnostic facile dans ce cas, d'occlusion intestinale par bride, je pratiquai une laparotomie sous-ombilicale sur le bord externe du muscle grand droit. Le péritoine incisé, un peu de liquide séreux apparut en même temps que des anses intestinales rouges et dilatées ; j'introduisis la main dans l'abdomen, je la dirigeai à droite dans la cavité pelvienne et je sentis immédiatement une bride qui adhérait à la paroi du bassin. Je la saisis avec le doigt en crochet et je me mis en demeure de la détacher, de la libérer et j'attirai alors au dehors l'anse intestinale étranglée qui adhérait à la bride, sur une longueur de 3 centimètres environ et qui présentait un sillon contournant la moitié de la circonférence de l'intestin. Ce sillon n'étant pas gangrené, l'anse est réduite et la paroi abdominale refermée par une suture à trois étages.

Dans la nuit, la malade eut une débâcle abondante et les selles continuèrent le lendemain. On dut même administrer un peu de bismuth et de laudanum à la malade, qui quitta l'hôpital Cochin le 6 août, parfaitement guérie.

Les choses ne se passent pas toujours aussi simplement. Souvent, il est impossible d'attirer la bride vers la plaie et on est obligé de la déchirer avec le doigt au fond de l'abdomen. Il faudra, bien entendu, procéder avec la plus grande prudence et toujours essayer, en écartant l'intestin avec des éponges, de se rendre compte de ce qu'on a fait.

Quelquefois aussi les brides sont multiples et difficiles à libérer; dans ce cas, il faudra faire l'éviscération pour se rendre compte de l'état des parties.

Si ces brides ou des adhérences ont déterminé un rétrécissement de l'intestin suffisant pour gêner le cours des matières, il faudra remédier à ce rétrécissement par l'entérectomie, par la section de la partie rétrécie, ou mieux si le rétrécissement n'est pas considérable et est très court par la fente de l'intestin suivant son axe et la suture transversale de la plaie losangique ainsi obtenue, comme le recommande Chaput[1], qui dans la suture circulaire de l'intestin, lorsque celle-ci réduit son calibre, recommande sur la demi-circonférence antérieure, à égale distance du bord mésentérique et du bord convexe, de fendre chaque bout longitudinalement sur une hauteur de 3 centimètres, de réséquer les quatre cônes flottants de manière à donner aux deux fentes réunies l'espace d'un losange, et de suturer sur trois plans.

[1] H. Chaput. *Thérapeutique chirurgicale. Intestin, rectum, péritoine.* Paris, O. Doin, 1896.

L'obstacle est dû à des adhérences. — Quand ces adhérences sont récentes et qu'elles peuvent facilement se détacher sans menacer de déchirer l'intestin, on peut venir à bout de l'occlusion; mais malheureusement on tombe parfois sur des adhérences anciennes impossible à cliver, unissant des anses intestinales entre elles et celles-ci à l'épiploon et à la paroi et déterminant des *coudures* devant lesquelles le chirurgien se trouve très embarrassé. Aussi il devra d'abord essayer de détacher toutes ces adhérences, en ayant bien soin de ne pas crever l'intestin, et si celui-ci ne peut être libéré sans être rompu, il faudra ne pas hésiter à faire une entéro-anastomose si celle-ci est possible entre les deux anses libres les plus rapprochées, ou, si l'intestin a été rompu dans les manœuvres, pratiquer la résection des anses agglutinées et réunir les deux parties sectionnées, par l'application d'un bouton de Murphy. C'est ce qui nous est arrivé dans l'observation suivante :

Je fus appelé le 18 février 1898, à l'hôpital de la Charité pour donner mes soins comme chirurgien de garde, à une femme âgée de soixante-quatre ans atteinte depuis trois jours d'occlusion intestinale aiguë. Les accidents avaient débuté assez subitement et quand j'interrogeai la malade, elle me répondit qu'il y avait en effet trois jours que ni matières fécales, ni gaz n'avaient passé par l'anus ; que depuis quarante-huit heures elle ne cessait de vomir, et je constatai en effet, que ces vomisssements étaient fécaloïdes. Le ventre était très ballonné; les douleurs étaient généralisées dans l'abdomen, le pouls fréquent, petit, l'angoisse extrême, et l'indication d'opérer était formelle. Comme malgré l'âge de la malade, vu la soudaineté des accidents, je ne pensai pas à un néoplasme, je n'avais pas de diagnostic et je pratiquai immédiatement une laparotomie sous-ombilicale médiane.

Les muscles écartés, le péritoine ouvert, je tombai sur des adhérences très serrées qui collaient le tablier épiploïque à la paroi; je les détachai et pus relever l'épiploon. Les anses intestinales se présentèrent immédiatement très rouges et tuméfiées et leur exploration me conduisit dans le flanc droit sur un étranglement produit par une bride et des adhérences entre plusieurs anses.

Je libérai la bride, essayai de détacher ces adhérences; mais dans ces manœuvres, je rompis l'intestin. Il n'y avait plus qu'à libérer complètement toute la partie de l'intestin adhérente, ce que je parvins à faire, mais en crevant une seconde fois le grêle, et cette fois loin de la première déchirure. Après avoir placé quatre pinces à pression élastique pour empêcher l'écoulement des produits de la digestion, je réséquai l'intestin dans les deux endroits où il avait été rompu et appliquai deux boutons de Murphy. L'abdomen fut refermé ; mais la malade mourut quelques heures après.

J'aurais pu tenter une entéro-anastomose, avec le bouton de Murphy ; elle eût été difficile, mais possible ; au moment où j'y songeai, j'avais déjà commencé à essayer de libérer l'intestin de ses adhérences, et on a toujours l'espoir d'y arriver. Cette observation montre qu'il ne faut pas s'acharner. Quant à l'anus contre nature, il eût été placé beau-

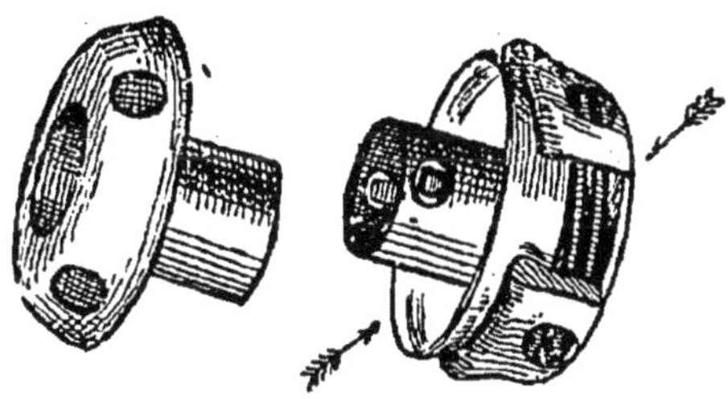

Fig. 7.— Bouton de Murphy.

coup trop haut et on n'aurait jamais pu le fermer sans se trouver en présence de difficultés égales à celles que j'ai rencontrées.

Nous pensons que, soit dans les anastomoses terminales ou bout à bout, soit dans les anastomoses latérales, il faut employer le bouton de Murphy. Chez ces malades déprimés, le point capital est d'aller vite, et cette condition est, quoi qu'on dise, mieux réalisée par le bouton anastomotique que par l'entérorraphie circulaire.

L'application du bouton de Murphy est en effet des plus simples. Nous avons coutume de suivre la pratique de Chaput. Une suture en bourse est placée sur un des bouts sectionnés de l'intestin, suture traversant bien entendu toute la paroi de l'intestin. Un des demi-boutons dont on a vérifié le calibre, tenu par une pince hémostatique est introduit dans l'intestin et le fil en bourse est serré et noué solidement sur le cylindre. On fait de même pour l'autre extrémité intestinale ; puis on introduit le demi-bouton mâle dans le demi-bouton femelle avec assez de force pour qu'on obtienne un contact hermétique sur tout le pourtour de l'intestin.

Il faut se méfier des boutons de Murphy dont les bords ne sont pas très arrondis, car ils sectionnent la partie comprimée au ras même de leurs bords, et il n'y a pas d'espace suffisant pour que des adhérences assez étendues et par conséquent solides, puissent se former ; aussi avons-nous imaginé un bouton remédiant à cette imperfection, mais nous ne l'avons pas encore employé.

Pour l'anastomose latérale, on suit la même conduite que pour la suture circulaire, avec cette différence toutefois, qu'il faut commencer par isoler avec deux clamps élastiques, les deux portions d'intestin sur lesquelles on va opérer, et cela fait, pratiquer une incision dans l'axe de l'intestin, suffisante pour introduire le demi-bouton. La suture en bourse sera pratiquée comme nous venons de le dire plus haut et l'articulation des demi-boutons se fera aussi de même.

Disons que lorsque l'entérectomie ou l'entéro-anastomose est trop longue ou impossible à pratiquer, on devra finir par un anus contre nature qu'on placera sur la ligne médiane ou dans l'endroit le plus commode pour l'abouchement.

L'obstacle est dû à un volvulus ou à une torsion. — On sait que souvent ce volvulus, cette torsion, s'accompagne de coudure et qu'il faudra remédier à cette situation vicieuse de l'intestin. Jusqu'ici on s'était borné à détordre le volvulus sans se demander ce que l'anse tordue allait redevenir dans l'abdomen ; eh bien, il est prouvé que si on ne lève pas les causes de la torsion ou que si on n'empêche pas par un moyen quelconque celle-ci de se reproduire, les accidents recommencent ; et **Roux** (de Lausanne) cite une observation dans laquelle il est intervenu deux fois pour une torsion qu'il avait réduite et qui s'était reproduite. Il a eu la chance de sauver son malade, mais il insiste tout particulièrement sur les précautions à prendre, et avec lui nous disons : « Toutes les fois qu'une torsion d'anse intestinale a subsisté pendant plusieurs jours, on trouvera au point d'entrecroisement des anses le mésentère infiltré, épaissi, condensé en une sorte de pédicule. La torsion levée, si l'anse intestinale est en bon état, on se contente de contrôler le passage facile des fèces et de refermer l'abdomen. Or, l'infiltration du mésentère persiste quelque temps, puis elle est suivie d'une rétraction cicatricielle perpendiculaire aux vaisseaux mésentériques (en tout cas beaucoup plus intense

dans cette direction), en sorte que toute l'anse interceptée pendant l'accès continue à flotter comme un
pédicule plus ou moins ténu, prête à se tordre de
nouveau ou à capturer à la façon d'un lazzo une anse

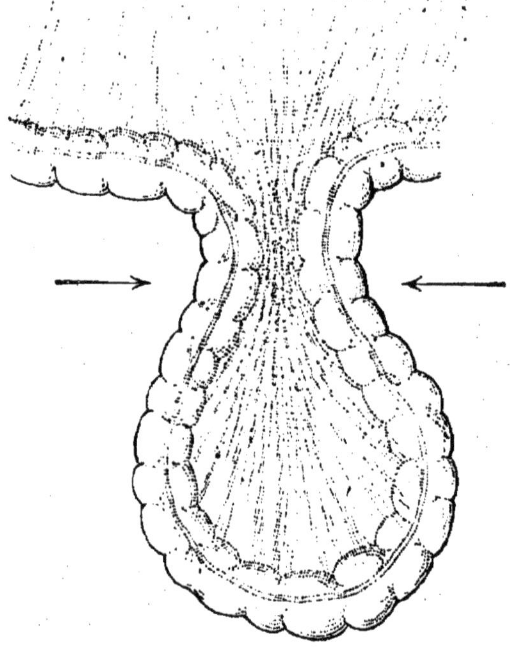

Fig. 8. — Rétrécissement mésentérique consécutif à une
torsion (d'après Roux de Lausanne).

voisine ou l'épiploon, ou tout autre organe à sa
portée.

« Il faudra à tout prix se préoccuper toujours de
cette éventualité. Si la torsion a duré très peu de
temps, on réussira peut-être à étaler au complet le
mésentère chiffonné en pédicule, mais cela ne doit pas

empêcher l'opérateur d'assurer à tout le segment du mésentère une longueur proportionnelle à sa largeur pour annihiler la pédiculisation probable et ses dangers. Un moyen assez sûr consisterait par exemple à raccourcir le mésentère par quelques points de suture dans le sens des vaisseaux. Chercher au contraire à étaler avec force le mésentère à sa base n'aurait pour effet que d'augmenter ensuite la réaction et le ratatinement cicatriciel. Voilà pour l'intestin grêle.

« Pour l'S iliaque, plus souvent en cause, c'est aussi plus facile : il suffit de fixer à la paroi abdominale, dans le flanc gauche ou en avant à gauche, soit le méso près de son insertion à l'intestin, soit l'S iliaque elle-même (sigmo- ou colopexie) pour empêcher absolument celle-ci de réitérer le mouvement fâcheux [1]. »

Notre collègue et ami Villemin a pratiqué aussi une entéropexie pour remédier à un volvulus compliqué d'une coudure. Il a fixé l'anse à la paroi dans la bonne situation qui permettait le passage des produits intestinaux, et il a guéri sa malade. Il s'agissait d'une péritonite tuberculeuse dans laquelle les adhérences entre les anses immobilisaient pour ainsi dire le paquet intestinal et rendaient cette entéropexie possible. « En tirant légèrement sur cette anse coudée, nous dit Villemin, il fut facile de

[1] *Revue médicale de la Suisse romande*, 20 janvier 1894.

la placer horizontalement, en continuité d'axe avec celui de la portion rétrécie qui lui faisait suite, et de la fixer à la paroi abdominale à gauche, par trois points de suture passés de la partie libre de l'intestin au péritoine pariétal. Deux autres points assujettirent de même manière, à droite, l'anse normale qui faisait suite à la partie atrésiée et qui avait aussi une certaine tendance à s'infléchir en bas[1]. »

Si on a affaire à une torsion ancienne et devenue irréductible par cela même, ou dont la réduction serait impossible à maintenir avec une entéropexie, il faudrait ne pas hésiter à pratiquer la résection de l'anse tordue, à faire une entérectomie suivie d'une entérorraphie circulaire, ou encore une entéro-anastomose, afin d'isoler l'anse atteinte de volvulus ; mais il ne faut pas se dissimuler que l'entéro-anastomose vient à bout de l'obstruction, mais ne suffit pas à supprimer les accidents d'étranglement qui résultent de la torsion elle-même.

Ici comme dans tous les cas d'occlusion, il faudra opérer de bonne heure. Voici une observation d'occlusion intestinale post-opératoire par torsion, que nous avons opérée très tard, et nous sommes persuadé qu'en intervenant plus tôt nous aurions sauvé la malade.

Il s'agit d'une malade de vingt-trois ans, blanchisseuse, qui entra le 17 juin 1897, salle Denonvilliers,

---

[1] *Sur un cas d'entéropexie*, par Villemin. Rapport de M. Périer, *Bulletin de la Société de chirurgie*, 1897, p. 301.

avec une salpingo-ovarite double. Le 28 du même mois elle subit la laparotomie et l'ablation bilatérale des annexes.

Les suites opératoires furent d'abord excellentes, mais au bout de quelques jours elle fut prise de vomissements et de douleurs dans le ventre. Celui-ci ne tarda pas à se ballonner puis les garde-robes et les gaz ne passèrent plus, en même temps que le pouls devenait petit et marquait 120 pulsations à la minute. La température ne dépassait pourtant pas la normale. Puis une amélioration se montra bientôt, suivie d'aggravation. Bref, le 19 juillet, plus de vingt jours après l'intervention, les symptômes que je viens de mentionner prirent une telle gravité, que je pratiquai la laparotomie.

A peine le péritoine ouvert, je constatai de nombreuses adhérences de l'intestin avec le péritoine pariétal, je pus les libérer et arriver sur l'intestin que je me mis en mesure d'explorer. J'aperçus bientôt une anse tordue ayant fait un tour complet sur son pédicule. L'anse est maintenue dans cette situation par une adhérence qui est détachée. Je détords l'anse tordue, et d'aplatie qu'elle était, elle devient immédiatement distendue par les gaz qui s'y précipitent. Je libère encore quelques adhérences entre les anses intestinales et je referme l'abdomen.

A partir du moment de mon intervention, les vomissements cessent, à 5 heures du soir, la malade rend des gaz et quelques matières, mais vers 8 heures du soir elle a une véritable débâcle.

L'occlusion était levée, mais cette malade, épuisée, dans un état général lamentable, ne put avoir le dessus et elle succomba le lendemain de mon opération.

Delbet vient tout dernièrement d'attirer l'attention de la Société de chirurgie sur une variété de torsion toute particulière ; il s'agit de la *torsion de la totalité de l'intestin grêle et de son mésentère.* Ces cas sont certainement rares, mais ils peuvent se rencontrer puisque l'auteur en cite deux observations, et nous allons décrire d'après Delbet comment on pourra arriver à les reconnaître et à les traiter.

« Production rapide d'un météorisme considérable, nous, dit-il [1], épanchement dans le péritoine, absence de vomissements fécaloïdes, tels sont les trois signes qui, joints aux phénomènes d'étranglement et à l'absence de tous symptômes de péritonite pourront faire soupçonner la torsion de la totalité de l'intestin grêle.

« Si on n'arrive pas à faire le diagnostic avant l'opération, il devient facile de le faire, l'abdomen ouvert. On reconnaît que le cæcum est vide, on suit la dernière anse grêle également vide, on constate qu'elle est fixe et qu'elle s'engage derrière une bride saillante. Cette première constatation faite, il

[1] *Bulletin de la Société de chirurgie,* t. XXIV, n° 22, 21 juin 1898.

suffit d'un peu d'attention pour reconnaître qu'il ne s'agit pas d'une hernie rétropéritonéale. On constate, en tirant sur l'anse distendue qui accompagne l'anse cæcale aplatie, qu'on peut facilement amener d'autres anses grêles. En relevant cette anse distendue, on voit qu'elle n'est pas fixée contre l'anse cæcale comme elle le serait par un collet de hernie.

« Cette double constatation suffit pour éliminer la hernie. On peut voir sur le mésentère les plis qui indiquent la torsion, on peut sentir les deux brides formées par le tiraillement du péritoine pariétal deux brides dont l'une remonte vers le rein droit, et dont l'autre descend en suivant les vaisseaux iliaques. On peut être sûr alors que l'intestin est tordu, et il ne reste plus qu'à faire l'éviscération pour le détordre. »

L'obstacle est dû à un diverticule intestinal. — Que ce soit le diverticule de Meckel ou un diverticule s'abouchant à une portion quelconque de l'intestin ; qu'il agisse comme une bride après avoir pris par son extrémité insertion sur quelque point de l'abdomen ou qu'il ait étranglé l'intestin en l'entourant comme dans un lazzo (voir fig. 9), il faut commencer d'abord par dégager l'intestin, sans sectionner le diverticule si possible, car ce diverticule communique très souvent avec l'intestin et sa section, si on n'y prend garde, est capable d'infecter le péritoine. Si on ne peut lever l'étranglement

sans le sectionner, on le saisira entre deux petits
clamps et on le coupera entre les deux clamps au
thermocautère si on le peut, aux ciseaux si les

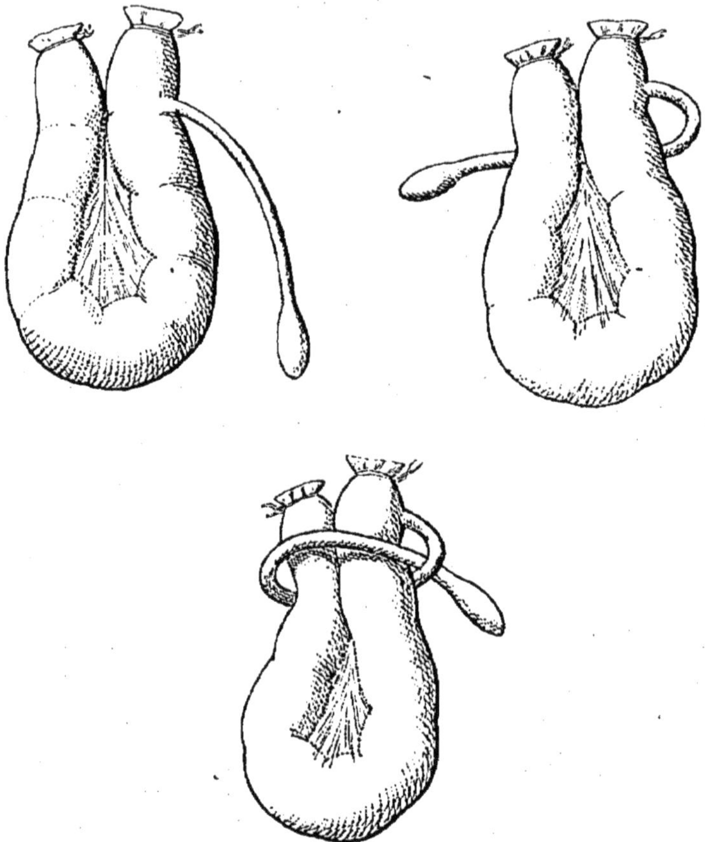

Fig. 9. — Étranglement par un diverticule.

anses voisines dilatées empêchent le maniement du
thermocautère ; mais en isolant le plus possible à
l'aide de compresses les surfaces de section, qui
seront touchées à l'eau phéniquée forte.

L'obstacle levé, il faut supprimer le diverticule. On pourra donc le traiter comme on traite l'appendice, c'est-à-dire commencer par placer un fil de catgut ou de soie à son point d'abouchement avec l'intestin, sectionner ensuite le diverticule au thermocautère, ce qui se fera facilement, car une fois l'étranglement supprimé on peut attirer l'anse intestinale et opérer en dehors du ventre. Une fois la section au thermocautère pratiquée, à l'aide d'une aiguille fine et d'une soie n° 0, on enfouira le moignon dans l'intestin et on le maintiendra enfouie à l'aide de deux étages de points séro-séreux.

L'obstacle est dû à un étranglement dans un orifice. — Ces orifices sont nombreux, qu'ils soient naturels ou qu'ils soient accidentels. Nous laisserons de côté, bien entendu, tout ce qui a trait aux hernies étranglées classiques dont nous parlerons plus loin ; mais dans l'occlusion intestinale aiguë, nous sommes forcé de nous occuper de la réduction en masse, car ici tout symptôme externe ou pariétal a disparu et il ne reste plus que l'étranglement causé par le collet du sac.

L'étranglement causé par le collet du sac dans la réduction en masse est en général facile à diagnostiquer à cause des antécédents du malade, qui vous dit clairement qu'il était porteur d'une hernie qui rentrait bien d'habitude, et qui, sortie il y a quelques jours n'est rentrée que sous les efforts du taxis ; puis

à partir de cette réduction surviennent les symptômes de l'occlusion.

Dans ces cas, on serait tenté de faire une kélotomie qui permettrait en même temps de faire la
cure radicale ; mais on sent le trajet herniaire libre,
le doigt s'y enfonce ; on a bien toutes les présomptions pour une réduction en masse, mais on peut se
trouver en face d'un autre obstacle, d'une bride,
d'une torsion, le sac peut être un peu éloigné de
l'orifice péritonéal de la hernie, et on fait franchement la laparotomie.

Peut-être dans ces cas pourrait-on faire une
hernio-laparotomie; mais nous nous sommes placé,
au début de ce chapitre devant un diagnostic hési-
tant et une laparotomie médiane sous-ombilicale
faite; c'est donc par la ligne médiane qu'on plongera
la main dans l'abdomen. On reconnaîtra alors une
tumeur plus ou moins volumineuse, à surface libre,
élastique, et en contournant cette tumeur, on trouvera l'intestin pénétrant dans cette tumeur par une
ouverture à laquelle il est fixé.

On effondrera avec le doigt le collet largement ou
on l'incisera sans craindre les vaisseaux puisque le
sac est libre dans l'abdomen; mais en ayant soin de
ne pas blesser les anses intestinales saines qui entourent le sac herniaire. Celui-ci sera aussi fendu très
largement et le liquide septique qu'il contient sera
épongé avec soin. Si la chose est facile on devra même
mettre une ligature sur ce sac et l'extirper

L'anse étranglée sera examinée avec soin et réduite après lavage si elle ne menace pas de se gangrener, et l'abdomen sera refermé.

C'est en croyant à une réduction en masse que nous avons opéré dans les circonstances suivantes :

Le 16 avril 1894, je fus appelé dans la soirée, à l'hôpital Lariboisière, pour examiner un malade couché salle Ambroise Paré, n° 11, et présentant tous les signes d'une occlusion intestinale aiguë.

Cet homme était atteint, depuis l'âge de douze ans, d'une hernie inguinale droite. Il portait un bandage; mais néanmoins la hernie sortait souvent; la réduction en était toujours facile. Le 13 avril, à la suite d'efforts de toux, la hernie sortit sous le bandage et ne put être rentrée. Dans la nuit, les nausées et les vomissements apparurent en même temps que le cours des matières et des gaz s'arrêtait. Le 14, notre malade se rendit à la consultation de l'hôpital Saint-Louis, à pied ; on lui fit du taxis, sa hernie rentra et dans la journée il rendit quelques gaz par l'anus; mais les vomissements continuèrent. Le 15, le même état continua et il entra le 16 à Lariboisière.

Quand je le vis, l'aspect général n'était pas mauvais ; le pouls était bon; mais le ventre était ballonné, un peu douloureux à la pression au niveau du flanc droit.

Les vomissements n'avaient pas cessé et quoiqu'il

eût devant moi une selle copieuse en diarrhée, je me mis en demeure de l'opérer.

Comme le trajet inguinal, autrefois occupé par la hernie, était maintenant absolument libre, que le doigt y pénétrait sans donner aucune sensation anormale, je pratiquai la laparotomie médiane sous-ombilicale, et introduisant la main dans l'abdomen, je la dirigeai immédiatement vers l'orifice péritonéal du canal inguinal. Je constatai qu'une anse de l'intestin grêle pénétrait dans cet orifice et s'y était étranglée. Avec beaucoup de précaution et de douceur, je fis une traction sur cette anse qui céda, vint à moi et la réduction se fit très facilement. Je l'attirai au dehors et je vis que j'avais affaire à un cas rare, à un pincement latéral dans l'orifice péritonéal du canal inguinal, pincement latéral qui expliquait tous les symptômes signalés plus haut, et la réduction facile sans débridement du collet du sac. J'effondrai avec l'index ce petit sac, réduisis l'anse qui n'était que congestionnée et après avoir nettoyé le siège de l'étranglement avec des éponges, je fermai le ventre.

Les suites de l'opération furent des plus simples, et quinze jours après le malade quittait l'hôpital complètement guéri, ayant refusé de subir la cure radicale de sa hernie qu'on lui proposait.

L'étranglement causé par les collets des hernies rétro-péritonéales est plus difficile à lever ; nous ne nous sommes jamais trouvé devant cette forme de hernie, aussi c'est d'après les travaux de notre ami Jonnesco[1] que nous allons tracer la conduite du chirurgien.

S'il tombe sur une vaste poche péritonéale qui renferme tout l'intestin grêle, comme on a toutes les chances d'être en présence d'une hernie duodénale complète, comme l'incision directe de la paroi antérieure présente des dangers, car elle contient de gros vaisseaux, il vaut mieux déplacer la poche tout entière pour découvrir l'orifice du sac, en se rappelant que l'orifice de la hernie duodénale siège le plus souvent sur la paroi postérieure du sac, contre la paroi abdominale, accolé à la colonne vertébrale et au cæcum. On arrivera sur cet orifice en déplaçant le sac, soit à gauche (hernie duodénale gauche), soit à droite (hernie duodénale droite). Enfin, sous le cæcum, on trouvera l'orifice de la hernie péricæcale et vers la fosse iliaque gauche, près du promontoire, l'orifice de la hernie intersigmoïde.

Si on ne tombe pas sur une vaste poche rétropéritonéale, il faut songer aux petites hernies rétropéritonéales et aller contrôler leurs orifices. Celui des hernies duodénales se trouve très haut placé au-dessous de la racine du mésocôlon transverse à droite ou à gauche de la colonne vertébrale. Pour le découvrir, il faudra déplacer la masse de l'intestin grêle.

[1] *Hernies internes rétropéritonéales*, T. Jonnesco, Paris, 1890.

C'est sous le cæcum qu'on trouvera l'agent de l'étranglement d'une hernie péricæcale.

En haut, sous le foie, à son siège bien connu, on trouvera l'*hiatus de Winslow* et l'intestin qui s'y étrangle. Dans le bord antérieur de l'orifice, audevant de l'intestin qui y pénètre, le doigt percevra facilement le gros paquet vasculaire et les battements de l'artère hépatique. Ce n'est qu'en dernier lieu, vu sa rareté, qu'on aura à explorer, en relevant le colon pelvien, la porte d'entrée d'une *petite hernie intersigmoïde* dans la fosse iliaque gauche, près du promontoire.

On est donc arrivé sur l'orifice herniaire. Ici les difficultés deviennent de plus en plus grandes. Il pourra arriver qu'on parvienne à lever l'étranglement par le simple déplacement du paquet intestinal ; on pourra même, dans certains cas, en faisant des tractions sur l'anse herniée, opérer la réduction, mais il faut savoir qu'il est impossible de débrider au bistouri ces orifices herniaires qui sont entourés d'importants vaisseaux. Aussi le chirurgien devrat-il s'inspirer de la situation, essayer d'agrandir l'orifice avec le doigt par une dilatation ou en forçant l'anneau. Bardenheuer pense qu'on peut élargir l'hiatus de Winslow à droite et en arrière, l'orifice de la hernie duodénale en bas ; tout cela est plus facile à dire qu'à faire et il est certain que plonger le bistouri boutonné dans la profondeur de l'abdoment pour débrider un collet entouré de vaisseaux importants est une manœuvre des plus délicates. On a bien proposé l'entéro-anastomose et l'entérectomie suivie d'entérorraphie, mais on sait combien ces longues opérations sont mortelles chez des sujets atteints d'occlusion intestinale; et l'une de ces opérations, l'entéro-anastomose, ne remplit, elle, qu'un but, rétablir le cours des matières sans parer aux accidents et étranglements.

Disons encore que lors même qu'on a pu réduire l'anse herniée, l'orifice herniaire, impossible à détruire, reste toujours là comme une menace de récidive.

Les étranglements dans les trous accidentels de l'épiploon ou du mésentère sont moins rares et bien plus faciles à traiter. Ici, autour de l'orifice qui détermine l'étranglement, il y a bien aussi des vaisseaux soit mésentériques, soit épiploïques, et leur section n'a d'importance que par leur calibre et le territoire qu'ils irriguent, et non par l'hémorragie à laquelle leur section peut donner lieu, car il est toujours facile de placer sur eux une pince et une ligature. De plus, ici on peut voir ce qu'on fait. On amènera donc au dehors tout le paquet herniaire et on dilatera l'orifice en le déchirant avec le doigt ou aux ciseaux ou au bistouri boutonné en se rendant compte de ce que l'on fait en ayant bien soin, comme toujours, de ne pas blesser une anse voisine.

La véritable précaution à prendre, une fois l'obstacle levé, l'anse inspectée et réduite, c'est de se mettre à l'abri d'une récidive, et pour cela il n'y a qu'à faire disparaître l'orifice en y pratiquant un surjet.

L'étranglement par un orifice du diaphragme, la hernie diaphragmatique étranglée, quoique très rare, peut se rencontrer. Cette hernie est toujours confondue avec une occlusion intestinale banale, et le diagnostic ne peut en être fait que dans le cours de la laparotomie. Il faudra toujours y songer quand on n'aura pas trouvé la cause de l'occlusion et pour cela plonger la main au-dessus de l'estomac, sous le dôme diaphragmatique, à gauche, lieu d'élection de la hernie.

Nous en avons publié un cas opéré par M. Schwartz, qui suppléait M. Duplay, dont nous étions le chef de clinique. La hernie ne fut reconnue qu'à l'autopsie ; et, étudiant son mode de traitement, nous écrivions[1] : « Est-il possible d'aller sectionner l'anneau au fond de l'hypochondre ? Nous ne le pensons pas. Il ne faut pas, bien entendu, songer à voir quelque chose à cette profondeur, et nous ne croyons pas qu'il soit possible d'introduire les deux mains, l'une tenant le bistouri boutonné, l'autre le conduisant sur l'ongle à cause du gonflement intestinal qui rend dangereuse

[1] *Contribution à l'étude de la hernie diaphragmatique étranglée*, par MM. Schwartz, professeur agrégé, chirurgien de l'hôpital Cochin, et Eugène Rochard, chef de clinique chirurgicale. *Revue de Chirurgie*, septembre 1892.

l'introduction d'un instrument tranchant dans l'abdomen. »

Peut-on songer, comme Malgaigne, à déchirer l'anneau, soit avec un instrument mousse, soit avec le doigt ? La chose est difficile à cause de l'épaisseur de l'anneau ; nous avons essayé sur le sujet dont nous avons fait l'autopsie, et nous n'y sommes pas parvenu. Admettons même que le débridement puisse être fait, que la réduction s'ensuive, est-il prudent d'introduire, sans lavage, dans le péritoine une masse herniaire toujours infectée ? et enfin, mettons qu'on puisse parer aux dangers d'infection, il n'en restera pas moins un orifice agrandi tout prêt pour la récidive, car les manœuvres nécessaires pour la fermeture de cet orifice herniaire sont de toute impossibilité dans le fond de l'hypochondre.

C'est pourquoi nous avons proposé d'aborder la hernie diaphragmatique par la voie transpleurale, et nous en avons donné la technique suivante.

Technique opératoire. — Incision en V, en T ou en H, de 12 à 15 centimètres ; formation d'un lambeau musculo-cutané ; résection de la neuvième côte, ouverture de la plèvre ; le poumon se rétracte et on a sous les yeux le dôme diaphragmatique. Le débridement, la réduction se font comme dans toutes les hernies, avec cette différence qu'on opère dans une cavité séreuse, et que les précautions antiseptiques les plus minutieuses sont de rigueur.

Rochard.   12

La cure radicale se composera, comme toujours, de la résection du sac, de l'avivement de la boutonnière et de la suture du plan musculo-aponévrotique et de la plèvre.

La plaie abdominale de la laparotomie ne sera fermée qu'en second lieu.

Cette opération n'a pas été pratiquée, que nous sachions, dans le cas de hernie étranglée ; mais dans les hernies traumatiques, épiploïques, Postempski Paola l'a pratiquée trois fois, et en cite quatre autres cas, tous terminés par la guérison.

L'étranglement est dû à une invagination. —Cette invagination reconnue, le chirurgien doit se mettre en demeure de pratiquer la désinvagination. Pour cela, saisissant le bout invaginé d'une main et le bout invaginant de l'autre, il exerce de douces tractions destinées à dérouler l'intestin. Il faut agir avec beaucoup de précaution et de persévérance, en sachant qu'un effort trop brusque romprait l'intestin. Avant la réduction, Lewis Pilcher recommande une manœuvre qui peut être utile, c'est celle de comprimer graduellement le boudin formé par l'invagination, en allant du pourtour libre de l'invagination vers le repli qui forme le collet. On diminue ainsi l'œdème et on facilite la réduction.

Si on arrive à désinvaginer l'intestin, on l'examine et on voit s'il a de la tendance à reprendre sa situation vicieuse. Pour parer à cet inconvénient, on a proposé de suturer l'anse invaginée à la paroi, ou de raccourcir le mésentère en y pratiquant, à l'aide d'une suture à la soie, des plis parallèles à l'axe de l'intestin.

Toutes ces manœuvres ne me paraissent pas très efficaces, et dans le cas où il y aurait tendance à la réinvagination, nous préférerions supprimer le segment intestinal cause de l'obstacle et toujours en assez mauvais état après sa réduction.

Cette entérectomie est du reste la seule ressource, quand les manœuvres que nous avons énumérées plus haut ont été impuissantes et que la désinvagination a été inutile.

L'obstacle est dû à un corps étranger. — Quelle que soit la nature de ce corps étranger, que ce soit un calcul biliaire, un entérolithe, un polype, ou toute autre matière plus ou moins dure, bouchant le calibre de l'intestin, il n'y a qu'une seule pratique aujourd'hui adoptée, c'est de faire la taille intestinale sur le corps étranger, de l'extraire et de fermer l'intestin en faisant une suture de la muqueuse et deux sutures séro-séreuses. Toutes ces manœuvres devront autant que possible être extra-péritonéales, c'est-à-dire pratiquées après avoir attiré l'anse intestinale au dehors et avoir garanti le péritoine par des compresses aseptiques.

Il est certain que si le corps étranger n'est pas, par son volume ou par les lésions qu'il a produites, arrêté dans l'intestin grêle, qu'il soit voisin de la valvule iléocæcale, on pourra essayer, par des manipulations, de le pousser dans le gros intestin où il sera évacué par les selles. Dans deux cas de calculs biliaires, les docteurs Clutton et Labbé eurent deux beaux succès en agissant de la sorte; mais il est évident qu'il faut avoir affaire à des tuniques intestinales en bon état, car il ne serait pas prudent d'opérer des pressions sur des parois enflammées susceptibles de se perforer.

Nous allons citer, à propos des corps étrangers qui déterminent de l'occlusion intestinale, une curieuse observation dans laquelle des matières fécales molles remplissant le côlon avaient déterminé des vomissements fécaloïdes, et dans laquelle nous avons pu faire cesser les accidents en refoulant successivement ces matières dans le rectum et dans l'S iliaque. Il est certain que ces bols fécaux agissaient aussi par la paralysie intestinale que leur présence déterminait, mais il doit en être souvent ainsi, et nous sommes convaincu que la paralysie joue un rôle considérable dans l'occlusion et que la laparotomie suffit souvent à la faire cesser. Malheureusement on n'ose pas toujours refermer le ventre quand on n'a rien trouvé, sans faire un anus contre nature.

Voici cette observation :

Le 8 mars 1897, je fus appelé aux environs de Paris auprès d'une femme âgée de quarante-deux ans, qui n'avait rendu ni gaz ni matières depuis trois jours. Les douleurs abdominales étaient intolérables, le ventre était ballonné, sensible à la pression sur tous les points ; le pouls était petit, fréquent, et les vomissements commençaient depuis le matin à devenir fécaloïdes.

Comme antécédents, le médecin traitant attirait mon attention sur la présence d'une petite hernie ombilicale, mais qui ne présentait aucun symptôme d'étranglement. Mme X... était atteinte depuis des années d'une affection de l'intestin mal définie. J'ai su depuis qu'elle avait de la lithiase intestinale. Comme tous les moyens médicaux avaient été épuisés, je me mis en demeure de faire la laparotomie, malgré les difficultés de cette opération à la campagne. J'incisai sur l'ombilic, pour constater si rien de ce côté n'avait pu causer d'étranglement, et je ne trouvai rien. Je pratiquai alors le débridement de tout l'intestin dilaté sans trouver d'obstacle, et dans le cæcum, dans le côlon transverse et jusqu'à l'S iliaque, je trouvai des accumulations de matières fécales durcies, mais pâteuses, distendant l'intestin et changeant de forme sous la pression des doigts.

Comme je ne trouvai aucun autre obstacle, je me mis à refouler ces matières d'abord dans l'S iliaque, puis dans le rectum, en faisant un massage du côlon, et j'arrivai ainsi à le dégager. Dans ces manœuvres, je produisis un petit éclatement de la séreuse sur le cæcum et je suturai cette éraillure à la soie. Je pratiquai une suture à trois plans et m'en allai, me demandant si j'avais levé l'obstacle.

Trois jours après, je recevais une lettre de mon confrère qui m'apprenait que les vomissements avaient cessé le soir même de l'opération, que la malade avait été à la garde-robe le lendemain matin et très copieusement. Les selles contenaient en grande quantité du sable intestinal.

Le 19 mars, je revis mon opérée pour lui enlever ses fils, la réunion étant parfaite. La malade avait encore quelques douleurs dans l'abdomen, mais allait régulièrement à la selle chaque jour, et le matin même elle avait mangé une cervelle et des pruneaux.

Un an après j'ai eu de ses nouvelles; elle a toujours l'intestin malade, mais elle n'a pas eu de nouveaux accidents d'occlusion.

Nous venons de passer en revue à peu près toutes les méthodes applicables à la cure des lésions susceptibles de déterminer l'occlusion intestinale, mais, comme nous venons de le dire, ou on ne trouve pas l'obstacle, ou bien on rencontre un obstacle qu'on ne peut enlever, un néoplasme par exemple ; ou bien encore on est en présence d'une paralysie intestinale, et il faut absolument parer aux accidents aigus. Il faut donc faire un anus contre nature qu'on placera sur la ligne médiane en profitant de l'incision de la laparotomie.

Cet anus sera fait sur le côlon transverse s'il s'agit d'un iléus paralytique ou si l'obstacle qu'on n'a pas pu enlever siège sur la fin du côlon ; en cas contraire, on placera cet anus médian sur une anse du grêle, qu'on pourra choisir le plus près possible de l'étranglement. L'ouverture de l'intestin sera la plus petite possible, de façon simplement à permettre l'évacuation dans de bonnes conditions et aussi à rendre sa fermeture ultérieure plus facile.

Quand on fait ainsi une taille intestinale, les gaz s'échappent, le météorisme s'affaisse et il est facile de faire rentrer les anses intestinales qui, distendues, ne permettaient pas la réduction ; mais il se peut qu'une fois l'obstacle levé, le chirurgien se trouve dans l'impossibilité de rentrer l'intestin en état de stupeur momentanée. Le procédé de la serviette et toutes les manipulations ayant échoué, il faut dégonfler le paquet intestinal, et un seul procédé donne de bons résultats, c'est celui qui consiste à ouvrir au bistouri, sur une étendue de 1 à 2 centimètres, une anse intestinale.

Il faut avoir bien soin au préalable d'attirer cette anse au dehors et de bien l'isoler du péritoine, afin d'éviter l'infection. Les gaz et les matières qu'on éponge au fur et à mesure, se précipitent par l'incision, et, quand on juge que l'intestin est devenu réductible, il faut refermer l'incision faite en l'isolant avec deux clamps, en la nettoyant complètement et en pratiquant une suture muco-muqueuse et deux plans de suture séro-séreuse.

Après cette manœuvre, l'intestin est réduit facilement et le ventre fermé par une suture à trois plans.

Il est bien entendu que dans tous les cas où il y aura de l'infection péritonéale, on fera un grand drainage de l'abdomen. C'est seulement dans les cas simples, lorsque par exemple on est appelé à temps et qu'il suffit de rompre une simple bride pour lever l'obstacle, qu'on pourra éviter de placer un drain dans la cavité péritonéale.

L'OBSTACLE A ÉTÉ TROUVÉ, A PU ÊTRE LEVÉ, MAIS L'INTESTIN EST MALADE.

C'est au chirurgien à apprécier le degré des lésions et à juger si la vitalité de l'intestin est suffisante pour ne pas faire craindre sa gangrène. Si on a le moindre doute, il ne faudra pas faire la réduction, car on expose son opéré à une mort certaine par péritonite, si la moindre perforation se produit ; il faudra donc, si on craint le moindrement la gangrène, ou bien faire l'anus contre nature en supprimant la partie malade et en abouchant les deux extrémités de l'intestin au dehors, ou bien faire une entérectomie suivie d'entérorraphie circulaire ou d'une application du bouton de Murphy.

Il est certain que supprimer la partie malade de l'intestin et lui redonner immédiatement sa continuité, est le traitement idéal ; mais, même avec le bouton de Murphy, cette pratique est longue et il ne faut pas oublier qu'on a affaire à un sujet déprimé par plusieurs jours d'occlusion, puisque la gangrène a eu le temps de se produire, et, par cela même, incapable de supporter une opération forcément longue. Il vaudra donc mieux, dans ces cas graves, se résoudre de suite à terminer l'entérectomie par un anus contre nature qu'on fera en abouchant les deux extrémités de l'intestin sectionné à la partie la plus favorable de l'incision de la laparotomie.

Pratique de l'anus contre nature. — Nous venons d'examiner les différentes éventualités dans lesquelles la laparotomie nous paraissait l'opération de choix; mais nous avons dit qu'il était des cas dans lesquels l'anus contre nature s'imposait; ce sont ceux où on est appelé trop tard pour même songer à une exploration quelconque de l'abdomen, et ceux où on a pu poser un diagnostic, celui de néoplasme intestinal ou rectal. Ces derniers cas rentrent dans l'occlusion chronique; mais comme cette dernière peut devenir subitement aiguë, il faut agir de suite, et c'est pour cela que nous abordons ce point particulier de l'occlusion intestinale.

Quand on est en présence d'un sujet atteint d'occlusion depuis plusieurs jours et incapable de supporter une opération autre que celle qui consiste à le faire aller immédiatement à la garde-robe, il faut lui faire le plus vite possible un anus artificiel.

TECHNIQUE OPÉRATOIRE. — C'est l'opération de Nélalon qu'il faut pratiquer. Pour cela, on fait à droite une incision de 8 centimètres environ, parallèle à l'arcade de Fallope et commençant environ à 2 centimètres de l'épine iliaque antéro-supérieure.

On sectionne ensuite la peau, le tissu cellulaire sous-cutané et les muscles, jusqu'au péritoine, en faisant l'hémostase avec des pinces à forcipressure.

Le péritoine est ensuite ouvert, et, avec une pince à griffes quelconque, on attire la première anse qui se présente, elle est toujours distendue. On fixe les deux extrémités de l'anse aux deux extrémités de la plaie rétrécie, à l'aide de pinces qui adossent le péritoine pariétal au péritoine viscéral, tout en prenant une petite épaisseur de muscles. Puis on circonscrit l'anse ainsi fixée à l'aide de six à huit points de suture, qui prennent les tuniques de l'intestin, non compris la muqueuse et le péritoine pariétal, avec la peau.

On a ainsi isolé l'intestin qu'on n'a plus qu'à ponctionner au bistouri, en donnant à l'ouverture environ 1 centimètre.

Quand on est appelé auprès d'un malade qui présente tous les signes d'une occlusion aiguë, greffée sur une occlusion chronique, le diagnostic est possible dans la grande majorité des cas. Si on a affaire à un néoplasme de l'S iliaque, que la palpation permet de sentir, ou à un cancer haut placé du rectum, il n'y a pas de doute, et en général on crée un anus contre nature avant que des manifestations aiguës ne se soient produites.

On peut cependant être appelé à donner immédiatement une issue aux gaz et aux matières chez un malade auquel on a reconnu un néoplasme rectal, qu'on a perdu de vue, et qui est pris un beau jour d'occlusion intestinale complète.

C'est ce qui nous est arrivé dans les circonstances que nous allons brièvement relater plus loin. Dans ces conditions, il n'y a pas d'hésitation, c'est sur l'*S iliaque* qu'il faut pratiquer l'anus contre nature.

TECHNIQUE OPÉRATOIRE. — C'est la même que celle que nous avons donnée plus haut, avec cette différence toutefois qu'il faudra bien reconnaître l'S iliaque à ses bandes longitudinales et à ses franges épiploïques, qu'il faudra aussi fixer une plus grande étendue d'intestin, et au besoin, suivant le procédé de Verneuil, en enlever un bon copeau, de façon à ce que l'éperon se crée de lui-même et qu'il n'y ait plus de communication entre le bout supérieur et le bout inférieur. Ce copeau, cette section de l'S iliaque sera faite bien entendu à 3 millimètres des points de suture, ceux-ci ayant été assez rapprochés pour que la cavité péritonéale soit bien interceptée.

Mais revenons à notre observation : en mai 1897, je fus appelé auprès d'un malade approchant de la cinquantaine et porteur d'un cancer inopérable et haut situé du rectum. A ce moment, il n'y avait pas le moindre obstacle au cours des matières, et je le renvoyai en province, me promettant de lui faire un anus de Maydl en deux temps, dès que les douleurs le pousseraient à réclamer une opération ou dès qu'il y aurait difficulté grande dans les garde-robes.

Un mois environ après, je fus appelé auprès du malade, qui était pris d'accidents d'occlusion aiguë. Lorsque j'arrivai, je le trouvai vomissant depuis trois jours, n'ayant rien rendu comme gaz ni matières par l'anus, depuis cette époque, dans un état lamentable, et je dus immédiatement parer aux accidents graves auxquels il était en proie en pratiquant l'anus iliaque, ce qui lui donna une survie d'environ un mois.

Dans une autre observation d'occlusion chronique, survinrent aussi des accidents d'occlusion aiguë qui me forcèrent la main. Ici encore j'avais pu établir le diagnostic de rétrécissement de l'S iliaque, sans en bien déterminer la nature, et avant de me décider à faire l'anus contre nature, j'ai voulu voir si les accidents ne s'amenderaient pas, car cette femme avait eu déjà un arrêt des selles; les selles avaient reparu, et elle est si dure la nécessité de faire vivre quelqu'un avec une incontinence de ses matières! Je me suis du reste trouvé en face d'une lésion du gros intestin, que je regrette de n'avoir pas pu étudier de plus près, mais l'autopsie n'a pu être faite.

Il s'agissait d'une femme d'environ cinquante ans, dont le mari était venu me consulter quelques mois auparavant pour une affection chirurgicale de peu d'importance, et qui en même temps m'avait parlé de l'état de sa femme, qui avait de grandes difficultés à aller à la garde-robe. Le 23 octobre 1897, mon ancien opéré vint me chercher; l'état de la malade s'était aggravé et son nouveau médecin, car sur les entrefaites, il avait été se fixer aux environs de Paris, avait bien vu qu'il y aurait besoin prochainement d'une opération.

Quand je vis Mme X..., elle n'avait pas été à la garde-robe depuis quatre jours, mais elle émettait des gaz par l'anus. Les purgatifs étaient sans effet. Mais le matin même du 23, il y avait eu une selle; quelques petits bols fécaux, cylindriques et de petit calibre, avaient été vus par le médecin traitant. Cette crise n'était pas la première; Mme X..., il y a six mois, était restée plus de cinq jours sans aller à la selle, malgré l'usage des purgatifs et plus particulièrement de la cascarine que sa constipation opiniâtre l'obligeait à prendre chaque jour.

La malade avait aussi remarqué le peu de volume de ses matières et à plusieurs reprises quelques glaires sanguinolentes dans ses selles.

Le toucher rectal fut absolument négatif et la palpation de l'abdomen montrait la fosse iliaque gauche empâtée, mais sans tumeur. Il y avait certes là un rétrécissement que les bonnes couleurs de la malade empêchaient de croire néoplasique, malgré la présence de sang dans les garde-robes. A quelle hauteur siégeait ce rétrécissement, c'est ce qu'il était difficile de dire, cependant la malade s'était aperçue que la fin d'un lavement pénétrait avec difficulté.

Devant la garde-robe émise le matin, le peu de douleur de la malade, la disparition spontanée d'accidents semblables arrivés il y avait six mois, je laissai entrevoir la nécessité possible d'une intervention urgente, mais comme rien ne pressait, je pensai qu'on pouvait attendre.

Le 24, je reçus une lettre du médecin traitant, me disant que les accidents recommençaient, jugeant une intervention nécessaire et je la fixai au lendemain. Pensant à un néoplasme probable de l'S iliaque, je fis une laparotomie dans le flanc gauche et constatai que l'S iliaque était en effet malade. Elle n'était pas atteinte d'un rétrécissement néoplasique, mais d'un rétrécissement inflammatoire. Ses parois étaient rougeâtres, congestionnées ; tout l'intestin était dur, comme cartonné, épaissi, quoique diminué de volume, les bandes longitudinales étaient aussi atteintes d'inflammation chronique et ce n'est qu'en remontant le long du côlon descendant que je parvins à trouver un intestin à peu près sain sur lequel je me mis en demeure de pratiquer un anus de Maydl, car la malade ne me paraissait pas dans un état nécessitant l'ouverture immédiate.

Tout se passa bien comme opération, mais le lendemain j'appris que mon confrère avait été obligé d'ouvrir l'S iliaque d'urgence, les accidents d'occlusion augmentant et l'incision avait été faite dans l'axe de l'intestin. Je vis la malade le lendemain avec un commencement d'infection péritonéale, l'anus fonctionnait bien ; mais deux jours après elle succombait.

C'est donc à l'anus iliaque qu'on doit avoir recours quand on a pu soupçonner qu'on pouvait le placer au-dessus de l'obstacle ; mais dans le doute il vaut mieux se porter plus haut et pratiquer d'emblée l'*anus cæcal* qui permet de se trouver en amont de tout obstacle siégeant sur le gros intestin et qui permet du même coup de vérifier le cæcum, siège de beaucoup d'affections.

TECHNIQUE OPÉRATOIRE. — C'est toujours la même incision qui permet d'arriver sur le cæcum : incision de 7 à 8 centimètres, à deux travers de doigt de l'arcade de Fallope et de l'épine iliaque antéro-supérieure. La peau, la graisse sous-cutanée et les trois couches musculaires sont divisées et l'hémostase faite avec des pinces à forcipressure. Le péritoine est ouvert avec précaution, repairé avec des pinces, et les doigts introduits dans le ventre se rendent compte de l'état des parties.

Le cæcum distendu, puisque nous admettons un arrêt sur le gros intestin, est reconnu facilement à

ses caractères : volume, bandelettes, appendice, etc,
Il est fixé aux deux extrémités de la plaie par des
fils de soie qui prennent le péritoine et un peu de
muscle et quatre autres points de suture séro-séreux
sont ensuite placés deux de chaque côté. On incise
alors l'intestin sur une étendue d'un à deux centimètres et six points de suture (trois de chaque côté)
unissent les lèvres de la plaie intestinale à la peau,
sans prendre la muqueuse autant que possible.

Traitement des hernies étranglées. — Le traitement
des hernies étranglées est connu de tous ; il faut
lever l'étranglement le plus vite possible et faire
suivre ce premier temps de l'opération d'un second
temps qui est la cure radicale.

Nous ne nous étendrons pas sur le diagnostic de
la hernie étranglée, il est facile. Les symptômes fonctionnels ressemblent à ceux de l'*occlusion intestinale* de cause viscérale ; ce sont les vomissements
devenant rapidement fécaloïdes et la cessation absolue d'émission de matières fécales et de gaz par
l'anus. Les symptômes objectifs ne sont pas moins
évidents et sauf le cas de réduction en masse dont
nous avons parlé plus haut, l'irréductibilité de la
tumeur autrefois réductible, sa tension, sa sonorité
dans certains cas, ne laissent le plus souvent pas de
doute.

Il est certain que ce tableau symptomatique peut
varier. C'est ainsi qu'on peut voir un malade atteint

de hernie étranglée, avoir une garde-robe sous l'influence d'un lavement : c'est le bout inférieur de l'intestin qui se vide, ou bien encore avoir une selle diarrhéique copieuse comme nous en avons cité un exemple dans une observation précédente on peut alors penser à un pincement latéral. La hernie peut ne pas paraître tendue quand son volume est considérable.

L'état général peut être relativement bon ; le malade peut ne pas présenter ce facies caractéristique, cette petitesse du pouls, ce refroidissement des extrémités qui accompagnent en général l'étranglement. Mais ce sont là des exceptions, et dans le doute, il vaut mieux opérer que laisser une hernie sans la rentrer.

Enfin, il est inutile aujourd'hui de se demander dans quel état se trouve l'intestin, puisqu'il faut toujours y aller voir.

L'étranglement herniaire reconnu, la conduite du chirurgien est des plus simples : *il doit toujours prendre le bistouri*. Il n'y a donc plus à parler du *taxis* si ce n'est pour le proscrire absolument. Il est non seulement inutile, mais encore dangereux ; inutile puisque même arrive-t-il à rentrer momentanément la hernie, cette dernière n'en subsiste pas moins, prête à s'étrangler de nouveau, et dans ces conditions la cure radicale s'impose ; dangereux parce qu'il aggrave rapidement la hernie.

Le pétrissage de la tumeur herniaire produit des

hémorragies autour du sac, dans le sac, dans l'épiploon et dans les tuniques intestinales ; il favorise la gangrène de l'intestin qui est l'accident le plus à redouter et complique aussi l'intervention. Donc *pas de taxis*, il faut respecter une hernie comme une tumeur ordinaire et la laisser arriver intacte au chirurgien.

Disons toutefois que chez les grands vieillards atteints depuis longtemps de hernie volumineuse et auxquels il arrive de faire de la péritonite herniaire, qui ont les poumons ou les reins en mauvais état, un taxis modéré pourra être pratiqué après deux ou trois jours de diète et l'administration répétée d'un léger purgatif ; mais dans ces cas on n'est pas en face d'un véritable étranglement, et la manœuvre qui consiste à favoriser par quelques pressions la réduction d'une hernie qui ne demande qu'à rentrer, ne peut s'appeler à proprement parler du taxis.

Donc, nous le répétons, dans les cas ordinaires de hernie étranglée, jamais de taxis. Du reste, il faut le reconnaître, les malades qu'on nous adresse dans les hôpitaux de Paris ont de moins en moins été soumis à des manipulations. Le public médical a compris petit à petit que dans l'intérêt des malades il fallait respecter la tumeur herniaire et c'est en partie à cela qu'on doit aujourd'hui de ne plus perdre d'opérés de kélotomie.

Un second point aussi important que le premier,

est d'opérer le plus vite possible. Chaque heure passée aggrave le pronostic de l'intervention. *La hernie, aussitôt l'étranglement reconnu, nous disons même l'irréductibilité, doit être opérée immédiatement* et pour citer une phrase d'un de nos collègues, le chirurgien ne doit sortir que lorsque la hernie est rentrée.

Examinons maintenant le traitement de chaque hernie en particulier.

Traitement de la hernie inguinale étranglée. — La hernie inguinale étranglée est la variété qui se présente le plus souvent à l'opérateur. Voici dans les cas normaux comment il faut conduire l'opération.

Technique opératoire. — Les précautions d'usage étant prises pour désinfecter le champ opératoire, et l'encadrer avec des compresses stérilisées, on mènera une incision dans le sens de la tumeur, c'est-à-dire à peu près parallèle à l'arcade de Fallope, incision qui dépassera un peu en haut et en bas la hernie.

On incisera la peau, le tissu cellulaire sous-cutané et les tractus fibreux qui recouvrent le sac, en faisant l'hémostase des vaisseaux sectionnés et en redoublant d'attention au fur et à mesure qu'on approchera du sac.

On a décrit la coloration, l'épaisseur, la forme de ce sac d'une façon minutieuse, car il ressemble parfois à l'intestin, et il faut prendre garde d'ouvrir ce dernier ; mais toutes les descriptions ne valent pas d'avoir vu faire l'opération une fois, et ce qu'on peut répéter, c'est qu'on se croit toujours arrivé au sac bien avant de le sectionner et qu'en général la sortie d'un liquide soit clair, soit sanguinolent, vient avertir le chirurgien que le fameux sac est ouvert.

Les lèvres de l'ouverture ainsi faite sont saisies par deux pinces à forcipressure confiées à un aide, et le doigt introduit dans le sac conduit une paire de ciseaux qui agrandit l'incision. Il faut alors immédiatement laver au sublimé l'intérieur du sac, pour chasser le liquide septique qui s'y trouve et désinfecter les anses intestinales ou l'épiploon qui y baigne.

A ce moment on examine bien le contenu de la hernie et on prend une première impression de l'état des parties.

La hernie contient une anse intestinale simplement congestionnée et de l'épiploon, il faut alors faire le débridement. On introduit à cet effet l'index gauche dans le sac, et ce doigt suivant l'intestin va jusqu'à la rencontre de la partie supérieure de l'anneau constricteur, il le reconnaît, et plaçant la pulpe du doigt en dessous contre l'intestin, et l'ongle en dessus, il guide le bistouri boutonné de Cooper qui est tenu de la main droite, sur l'ongle qui lui permet de glisser à plat. La main droite tourne alors le bistouri le tranchant directement en haut, et sectionne à petits coups et avec prudence l'agent constricteur. Le bistouri boutonné est retiré et l'index introduit agrandit l'ouverture, ce qui peut encore être fait à l'aide d'un instrument mousse comme une paire de ciseaux. Pendant ce temps important, on prendra bien garde de ne pas blesser l'intestin, c'est là le point délicat du débridement.

Le débridement fait, l'anse herniée sera attirée au dehors et on examinera avec soin les sillons produits par la constriction, si ceux-ci ne menacent pas de se gangrener. S'il n'y a pas là une perforation imminente, on réduira l'intestin. C'est là une manœuvre parfois délicate et qui exige de la douceur, surtout quand le débridement n'a pu être fait largement; il ne faudra pas se presser et par une pression douce et continue on sentira les gaz refluer dans l'abdomen, et aidée du doigt qui la refoule l'anse rentrer tout à coup dans le ventre en produisant un gargouillement.

S'il existe une hernie épiploïque, la partie de l'épiploon herniée sera d'abord réséquée au-dessous d'une ligature en chaîne, ou encore d'une ligature faite avec un seul fil passé au milieu de l'épiploon et noué en avant et en arrière de celui-ci. Le moignon épiploïque sera alors rentré et le doigt introduit dans l'abdomen explorera les abords de l'orifice herniaire pour constater si par hasard il existe de ce côté une bride, ou un diverticule ou une hernie propéritonéale.

13.

Cela fait, on passera à la seconde partie de l'opération, à la cure radicale.

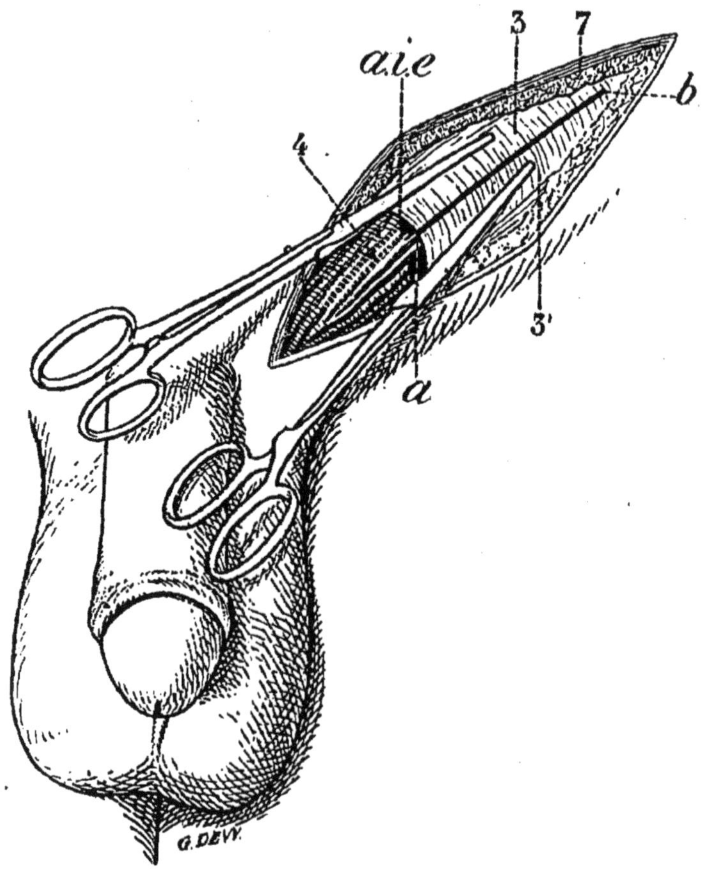

Fig. 10. — Cure radicale de hernie inguinale, section de l'aponévrose du grand oblique.

a, b, incision de l'aponévrose du grand oblique 3 3'. — 4, cordon. — 7, tissu cellulaire sous-cutané.

Nous employons toujours le procédé de Bassini, le seul qui nous paraisse donner une paroi résistante et nous le pratiquons de la façon suivante.

L'orifice extérieur du canal inguinal découvert et la paroi externe de ce même canal mise à nu, nous libérons avec l'index de la main droite introduit

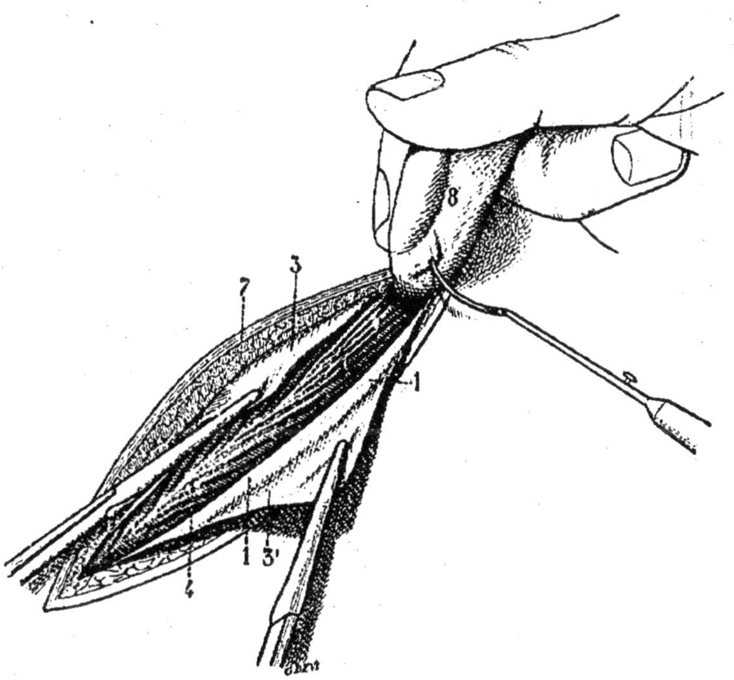

Fig. 11. — Cure radicale de hernie inguinale.

Ligature du sac. — 1, l'arcade de Fallope. — 3, 3', aponévrose du grand oblique.— 4, cordon. — 8, sac herniaire.

dans le canal, la face postérieure de la paroi externe de ce canal que nous saisissons avec deux pinces de Kocher. Nous sectionnons cette paroi entre les deux pinces de Kocher, et le canal inguinal est ainsi ouvert dans toute son étendue. Le sac est alors saisi avec une pince à forcipressure confiée à un aide et l'opérateur avec deux pinces, dont une à griffe qui maintient le sac et l'autre à dissection qui décolle les parties adhérentes, arrive petit à petit à dégager ce sac et à le pédiculiser. Il faut au besoin s'aider

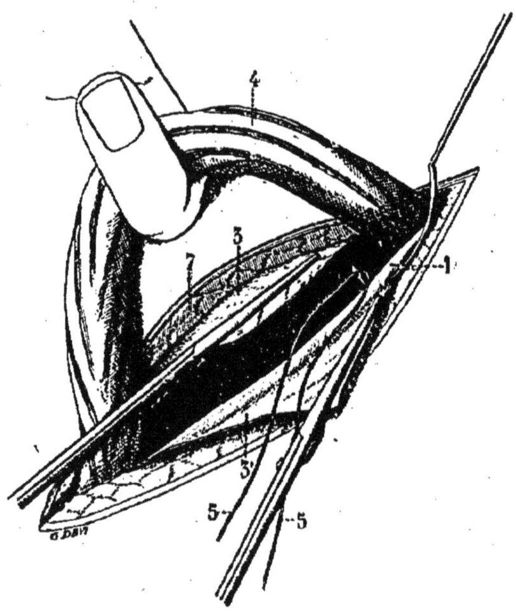

Fig. 12. — Cure radicale de hernie inguinale. Le fil est passé dans l'épaisseur de l'arcade de Fallope.

1, arcade de Fallope. — 3, 3', aponévrose du grand oblique. — 4, cordon. 5, fil.

du bistouri et des ciseaux si on rencontre des tractus fibreux trop solides, mais il faudra toujours songer au cordon, facile à reconnaître à ses vaisseaux et au canal déférent, qui ne doit jamais être perdu de vue.

Quand le sac a été bien pédiculisé, ce qu'on reconnaît à la présence de la graisse sous-péritonéale, on le suture à sa base en passant en son milieu un fil de soie à l'aide de l'aiguille de Reverdin et en nouant ce fil en avant et en arrière, [il est alors coupé à un demi-centimètre environ de la ligature ;

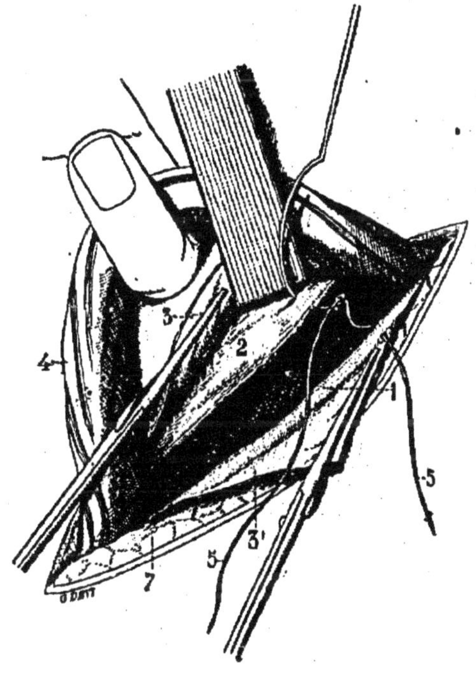

Fig. 13. — Cure radicale de hernie inguinale. L'aiguille de Reverdin vient de traverser le tendon conjoint et saisit le fil qui a déjà traversé l'arcade de Fallope.

1, arcade de Fallope. — 2, tendon conjoint. — 3,3', aponévrose du grand oblique. — 4, cordon. — 5,5', fil. — 7, tissu cellulaire sous-cutané.

les fils sont ensuite sectionnés et on voit le pédicule du sac rentrer précipitamment dans l'abdomen.

C'est à ce moment qu'intervient la méthode de Bassini. Le cordon est saisi en totalité et séparé de

ses connexions avec le canal inguinal de façon à être
rendu complètement libre. Cette manœuvre est un

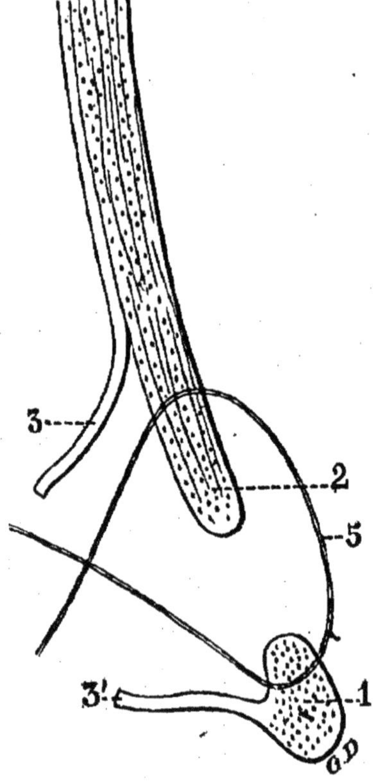

Fig. 14. — Cure radicale de hernie inguinale. Schéma montrant le passage du fil profond destiné à refaire la paroi
postérieure du canal inguinal.

1, arcade de Fallope. — 2, tendon conjoint. — 3,3', aponévrose du grand
oblique. — 5, fil.

peu délicate, car les fibres du crémaster qui s'insèrent
sur l'arcade et se mélangent au cordon doivent être
déchirées ou écartées de façon que ce cordon puisse

être reporté sur le ventre en dedans et maintenu dans cette situation par un écarteur. L'arcade crurale et le fameux tendon conjoint, ou plutôt tout ce qui fait saillie sur le bord externe du muscle droit,

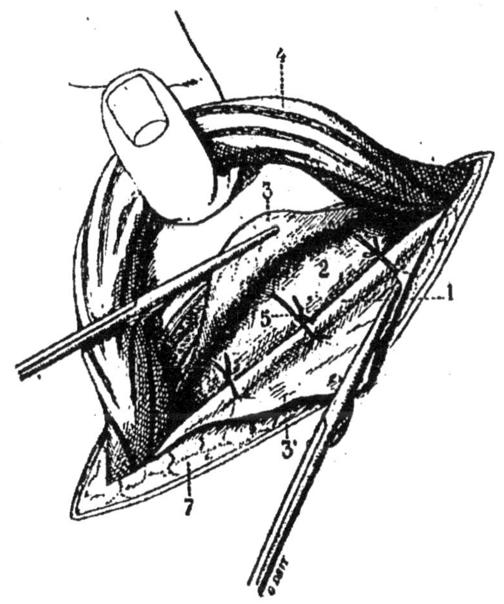

Fig. 15. — Cure radicale de hernie inguinale. Les points de suture ont été noués; le tendon conjoint 2 et l'arcade de Fallope se trouvent réunis; la paroi postérieure est reconstituée.

1, arcade de Fallope. — 2, tendon conjoint. — 3,3', aponévrose du grand oblique. — 4, cordon. — 7, tissu cellulaire sous-cutané.

sont alors reconnus avec l'index et les fils vont être placés. Nous n'en mettons que trois que nous passons de la façon suivante. A l'aide d'une aiguille de Reverdin mousse tenue de la main droite nous perforons l'arcade crurale tendue par une pince qui

tient l'aponévrose du grand oblique, et que tend un
aide. L'index gauche ne quitte pas l'arcade crurale,
surveille l'artère et la veine iliaque externe qui sont
le grand danger, et dirige la sortie de l'aiguille

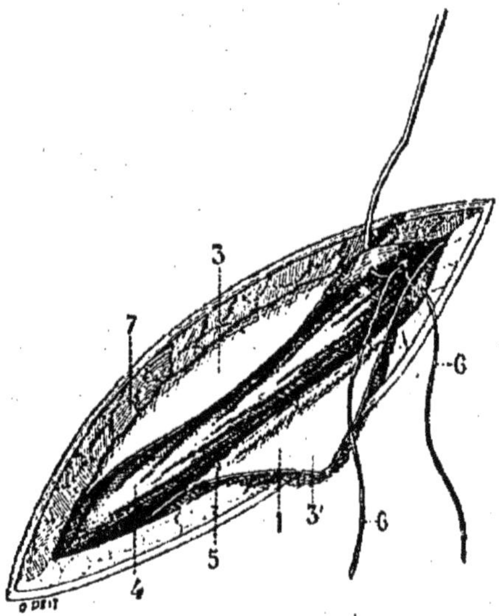

Fig. 16 — Cure radicale de hernie inguinale. Suture en surjet
de l'aponévrose du grand oblique pour refaire la paroi
antérieure du canal.

1, arcade de Fallope. — 3,3'. aponévrose du grand oblique. — 4, cordon.
5, fils profonds. — 6, fil superficiel.

mousse. Celle-ci saisit le premier chef du fil qui est
ainsi passé ; l'index gauche va reconnaître ensuite
le bord plus ou moins saillant, mais toujours facile
à sentir, du tendon conjoint, et sur sa pulpe l'aiguille mousse charge de nouveau les tissus de ce
côté. Le deuxième chef du fil est ainsi entraîné et la
première suture ainsi passée. Trois points de suture

sont placés de la sorte, le premier un peu en dehors de l'artère iliaque, le second en dedans d'elle et le

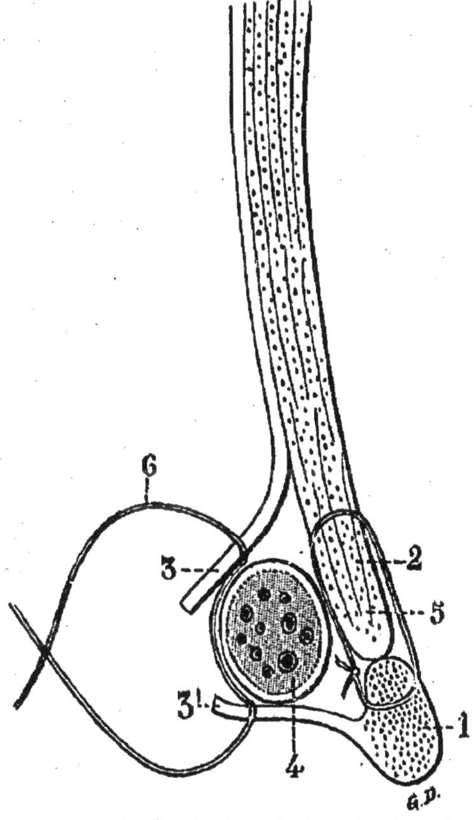

Fig. 17. — Cure radicale de hernie inguinale. Schéma montrant le fil profond ayant reformé la paroi postérieure du canal inguinal et le fil superficiel 6 rapprochant l'aponévrose du grand oblique pour former la paroi antérieure.

1, arcade de Fallope. — 3,3', aponévrose du grand oblique, — 6, fil superficiel. — 4, cordon.

troisième encore plus en dedans. Ils suffisent en général et seront espacés suivant l'étendue de la brèche.

Ces sutures ne doivent être serrées que lorsque tous les fils ont été passés, et dans la cure radicale de la hernie étranglée, nous nous servons de préférence de catgut n° 3 à cause de l'infection possible de la soie.

La paroi postérieure restaurée, le cordon est

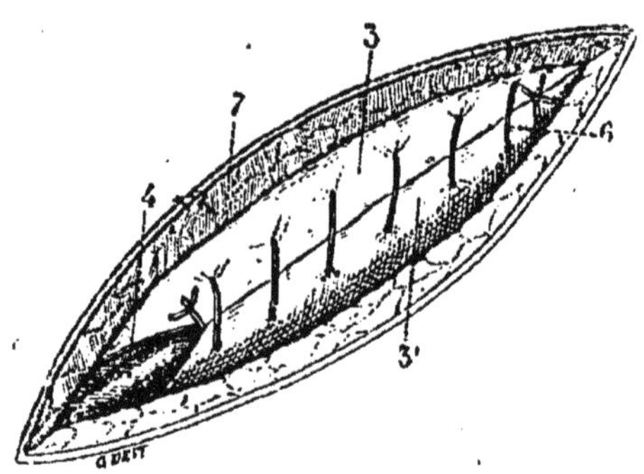

Fig. 18. — Cure radicale de hernie inguinale. Le surjet de l'aponévrose du grand oblique a reformé la paroi antérieure.
3, 3', aponévrose du grand oblique. — 4, cordon. — 6, fil superficiel. 7, tissu cellulaire sous-cutané.

remis en place, la paroi antérieure est réparée à l'aide d'un surjet au catgut fait sur l'aponévrose du grand oblique, et il ne reste plus qu'à suturer la peau avec ou sans drainage, suivant les cas.

Telle est la technique opératoire dans les conditions les plus simples ; mais il nous faut étudier maintenant la conduite à tenir dans les différentes éventualités qui se présenteront.

Il existe des adhérences épiploïques. — Ces adhérences sont assez fréquentes ; elles seront détachées facilement dans la majorité des cas, et l'épiploon réséqué comme plus haut. Mais quand la hernie épiploïque est considérable, le pédicule formé par les sutures peut être trop volumineux pour passer dans l'anneau même débridé, et dans ces cas on fera bien de placer ses ligatures en échelle.

Il faut savoir que malgré les descriptions classiques, une hernie épiploïque avec péritonite peut donner lieu à des accidents absolument semblables à ceux du véritable étranglement intestinal. En voici une curieuse observation :

Le 10 janvier 1898 entre à l'hôpital Lariboisière un garçon de pharmacie, âgé de cinquante-quatre ans, qui la veille a été pris de violentes coliques coïncidant avec une constipation absolue. Depuis environ quarante-huit heures rien n'a passé par l'anus, pas même un gaz. On lui a, comme toujours malheureusement, administré une purgation de 45 grammes d'eau de Sedlitz, qui a été immédiatement rendue et peu après sont survenus des vomissements qui d'alimentaires sont devenus bilieux, puis franchement fécaloïdes.

Quand j'examinai ce malade, le 11 janvier au matin je lui reconnus tous les signes de l'étranglement herniaire ; il avait deux hernies, toutes deux irréductibles, et je me mis en demeure de les opérer toutes les deux. Dans les deux sacs, à mon grand étonnement, je ne trouvai que de l'épiploon et pas une anse intestinale. L'épiploon était enflammé, adhérent à toute la paroi du sac ; je pus cependant le décoller, le pédiculiser, le lier, le sectionner et le réduire, et les deux réductions furent suivies de deux Bassini.

Le 12 janvier, un lavement administré donna plusieurs selles, et le malade continua dans la suite à aller à la garde-robe, mais pendant quelques jours encore à l'aide de purgations répétées, et il sortit de la salle le 18 février, complètement guéri.

Je m'étais donc trouvé en face de deux épiploïtes simulant l'étranglement intestinal.

L'intestin est menacé de gangrène. — Si on constate des taches couleur feuille morte sur les parois intestinales, ou si l'anse est verte par places et de plus donne la sensation de carton, la gangrène est fatale et il faut se conduire en conséquence.

Si c'est sur un petit point, près du sillon constricteur par exemple, que se trouvent ces altérations, ou si on a même affaire à une petite perforation, ou si on est en présence d'un intestin aminci, mais sur une surface limitée, on pourra pratiquer ce qu'on a appelé « le tout à l'égout », c'est-à-dire enfouir les parties menacées de gangrène ou perforées à l'aide de deux plans de suture séro-séreuse qui refermeront l'intestin par-dessus les parties atteintes, et il faudra drainer la plaie.

Si c'est non plus un point, mais une anse tout entière qui présente des lésions inquiétantes, il faudra maintenir cette anse au dehors entre deux couches de gaze iodoformée, comme le font tous les chirurgiens et comme le conseille Chaput[1] : « Au bout de quarante-huit heures, nous dit-il, la question sera jugée : ou bien l'intestin sera perforé et on laissera les choses en état jusqu'à ce qu'on intervienne contre la fistule stercorale ; ou bien l'anse sera restée saine ; dans cette hypothèse on décollera avec le doigt les adhérences récentes, on refoulera l'anse dans le ventre et on réalisera la fermeture du collet et de l'anneau. »

L'intestin est gangrené. — Ici nous avons en vue la gangrène totale de l'anse ; il faut la supprimer, c'est un foyer d'infection, et deux méthodes sont en présence : faire l'anus contre nature, ou bien, après une entérectomie pratiquée avec soin, faire une réunion des deux bouts et réduire l'intestin.

L'entérectomie avec entérorraphie circulaire, ou mieux à l'aide du bouton de Murphy qui vous permet d'aller plus vite, a certes des avantages considérables. Elle guérit le malade d'un coup, sans lui laisser cette terrible infirmité de l'anus contre nature ; mais pour pouvoir la juger il faut se rendre compte de sa mortalité et si dans des statistiques comme celle de Murphy, par exemple, on peut trouver dix succès sur douze opérés, il n'en faut pas

[1] H. Chaput. *Thérapeutique chirurgicale. Intestin, Rectum, Péritoine.* Paris, Doin, 1896.

moins se dire que des chiffres comme ceux-là se rapportent en général à la pratique de chirurgiens très rompus à la méthode, et qu'il n'en est pas de même partout.

Nous n'avons jamais pratiqué, pour une hernie étranglée, cette entérectomie suivie de réunion immédiate des deux extrémités de l'intestin ; mais d'après la pratique de nos collègues nous avons pu nous rendre compte qu'elle est plus meurtrière que l'anus contre nature. Elle demande bien entendu une certaine habileté opératoire, une bonne instrumentation, de bons aides, toutes conditions qui ne sont pas toujours réalisables, et par conséquent cette entérectomie suivie de réunion ne sera qu'une méthode exceptionnelle. Il faut de plus se rappeler qu'on opère dans un milieu infecté et qu'on a bien des chances d'inoculer le péritoine. Si cependant on se trouvait dans de bonnes conditions et qu'on voulût tenter cette méthode, c'est au bouton anastomotique qu'il faudrait donner la préférence ; car, nous le répétons, il faut faire vite ; l'homme atteint d'étranglement herniaire est dans un état de dépression qui diminue beaucoup sa résistance au choc opératoire.

Nous conseillons donc l'*anus contre nature*. Autrefois, on l'établissait d'une façon bien simple : on passait une mèche de gaze iodoformée dans le mésentère pour empêcher la réduction de l'intestin gangrené, et on fendait celui-ci sur son bord convexe. Il y avait là toutes les conditions d'infection réunies, et cette façon de faire ne devra être mise en pratique que dans le cas de menaces de phlegmon stercoral. A l'heure actuelle on procède de la façon suivante :

On attire au dehors l'anse gangrenée, et sur les parties saines de l'intestin on passe des points de suture séro-séreux qui réunissent d'abord les deux parties contiguës des deux tubes intestinaux. Puis, avec de nouveaux points de suture, on fixe solidement l'intestin au péritoine pariétal et à la peau, et on peut à ce moment, quand on a bien fermé son péritoine, réséquer l'anse gangrenée.

Cette gangrène de l'intestin est de plus en plus rare, car, il faut le dire, les malades— dans la clientèle parisienne du moins — sont dirigés à temps à l'hôpital, et pour mon compte, sur environ quatre-vingts kélotomies pour hernies étranglées que j'ai pratiquées pendant mes trois années de chef de clinique et depuis six ans que je suis chirurgien des hôpitaux, je n'ai rencontré que six cas de gangrène herniaire dont deux dans des hernies ombilicales.

Quant à l'opération d'Helferich (de Greifswald), qui consiste à faire une entéro-anastomose au-dessus de la limite de la gangrène et à laisser l'anse gangrenée au dehors ; nous ne l'avons jamais pratiquée et nous préférerions, tant qu'à employer un procédé long et délicat, pratiquer l'entérectomie suivie de réunion.

Il est bien entendu que la cure radicale ne devra être faite que dans le cas où on aura pratiqué une résection de l'anse herniée avec anastomose terminale, et encore devra-t-elle se borner à l'extirpation du sac, sans songer à la méthode de Bassini, à cause de sa longueur et de la presque certitude d'infection des fils.

La hernie étranglée se complique d'ectopie testiculaire. — Ce sont ces cas dans lesquels le diagnostic est parfois difficile, car on peut avoir affaire à une orchite qui, sur un testicule enserré dans le canal, simule les symptômes de l'étranglement. On évitera l'erreur par la palpation qui pourra faire sentir un testicule indolore et non tuméfié, par l'étude des commémoratifs et par l'inspection de l'urètre dont l'inflammation pourra mettre sur la voie. De plus, les signes de l'orchite, même sur un testicule ectopique, ne sont pas aussi tranchés que dans l'étranglement herniaire, et en tout cas, dans le doute, on ira voir ce qui se passe dans le canal inguinal. On incisera donc couche par couche la tuméfaction, on arrivera sur le sac herniaire qu'on ouvrira, qu'on isolera du testicule. On débridera, comme nous l'avons dit plus haut, et suivant les lésions de l'intestin, on réduira ou non l'anse herniée en fermant ou non le canal.

Le testicule ectopique sera examiné, et s'il est très atrophié, on ne cherchera pas à le descendre et à le fixer dans le fond des bourses. Si au contraire le sujet est jeune et que la glande séminale paraît susceptible de rendre encore des services, on la libérera, ainsi que le cordon, et on fera une orchidopexie. Mais il ne faut pas oublier que c'est là une intervention qui ne donne pas toujours tout le résultat qu'on

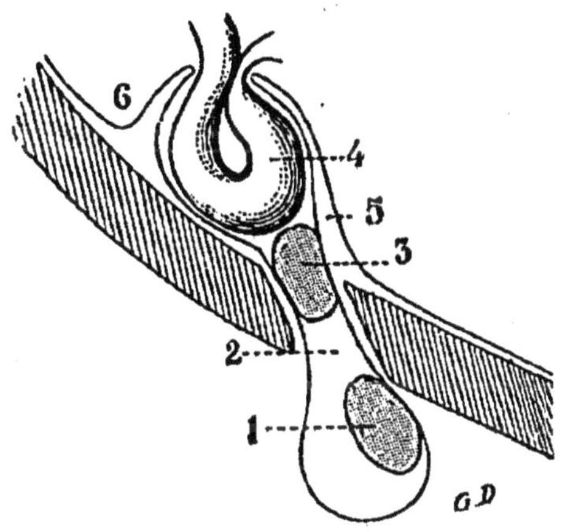

Fig. 19. — Hernie propéritonéale (d'après Berger).

1, testicule. — 2, diverticule scrotal du sac. — 3, place du testicule qui se réduit sous l'effet du bandage par exemple. — 4, anse étranglée dans la partie propéritonéale du sac. — 5, graisse sous-péritonéale. — 6, péritoine pariétale.

en attend, que parfois le testicule est non seulement très difficile à descendre, mais encore à maintenir au fond des bourses, que dans une hernie étranglée l'infection est facile ; et pour toutes ces raisons on ne tentera l'orchidopexie que lorsque le testicule se laissera facilement conduire dans le scrotum.

Les hernies qui accompagnent l'ectopie testiculaire, comme toutes les hernies congénitales, ré-

clament la plus grande attention, car leur étranglement peut se faire dans plusieurs endroits, dans
les replis valvulaires qui accompagnent le canal
péritonéo-vaginal comme au niveau de l'orifice péritonéal. Aussi l'index devra-t-il, après la réduction,
être introduit dans cet orifice pour constater si l'anse

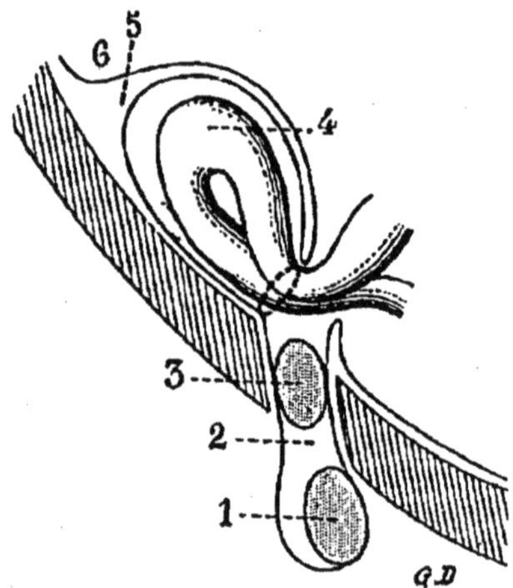

Fig. 20. — Hernie propéritonéale à diverticule propéritonéal
situé latéralement (d'après Berger).
(Mêmes notations que pour la figure précédente.)

intestinale est bien libre dans le ventre et s'il n'existe
pas un étranglement diverticulaire, une hernie propéritonéale (fig. 20). Si on la constate, l'incision
sera continuée pour permettre le débridement de
l'anneau et la réduction de l'anse étranglée.

Ces *hernies propéritonéales*, comme les *hernies
inguino-interstitielles*, sont assez rares et d'un diagnostic délicat quand elles ne s'accompagnent pas
d'une hernie inguino-scrotale. On les reconnaîtra

d'abord à tous les signes de l'étranglement et ensuite à la saillie douloureuse que font les tissus au niveau du canal inguinal ou au-dessus de son orifice péritonéal. Elles seront opérées encore plus vite que les autres, si c'est possible, car leur étranglement est toujours très serré et l'intestin frappé rapidement de gangrène. Dans ces cas, on pratiquera une hernio-laparotomie, c'est-à-dire une incision comprenant le trajet du canal inguinal et le dépassant en haut; on arrivera sur le sac et on se conduira comme dans les hernies étranglées ordinaires.

L'étranglement n'est pas à l'anneau, mais est dû à un agent siégeant dans le sac. — Nous faisons allusion ici à ce qui se passe dans certaines grosses hernies qui sont le siège d'une véritable occlusion intestinale. Dans ces sacs anciens et volumineux, on peut en effet rencontrer un volvulus, une torsion de l'intestin ; mais ce sont surtout des coudures et des brides formées par des adhérences qu'on rencontre le plus souvent. La péritonite herniaire a en effet déterminé petit à petit des symphyses partielles entre l'intestin et le sac, entre celui-ci et l'épiploon, et un beau jour les adhérences devenant plus serrées, l'occlusion mécanique se produit.

Il est inutile de redire ici ce que nous avons exposé à propos de l'occlusion intestinale. Avec attention et patience on viendra à bout de ces obstacles. On dégagera l'anse en détachant les adhérences, en ayant toujours soin de ne pas rompre l'intestin, et après l'hémostase faite, on pourra opérer la réduction. Souvent de petites parties du sac sont laissées sur l'anse pour éviter de la déchirer, et si par hasard une rupture se produisait, une suture réparerait facilement le dégât.

Traitement de la hernie crurale étranglée. — La hernie crurale étranglée est peut-être celle qui dans certains cas présente les plus grandes difficultés opératoires. On la rencontre en effet le plus souvent chez des femmes qui peuvent être très grasses et chez lesquelles l'étranglement doit être levé au fond d'un puits. De plus, le sac est petit, la hernie est le plus souvent une entérocèle pure, et c'est aussi dans cette région qu'on rencontre le plus souvent les hernies sèches, c'est-à-dire sans interposition de liquide entre l'anse herniée et le sac. Nous allons, dans la technique opératoire, dire comment il faut se comporter dans ce cas.

TECHNIQUE OPÉRATOIRE. — L'incision sera verticale ou parallèle à l'arcade de Fallope, suivant la direction de la tuméfaction. C'est verticalement qu'on incise le plus souvent les tissus; nous préférons l'incision parallèle au ligament de Poupart, qui vous rapproche du ligament de Gimbernat; mais cela a peu d'importance. Cette incision dépassera en haut et en bas les limites de la tumeur.

On incisera les différentes couches du tissu cellulaire sous-cutané, en se rappelant que c'est dans cette variété de hernie que se rencontre surtout ce qu'on appelle le lipome herniaire, c'est-à-dire un sac doublé de couches de graisse plus ou moins abondantes. Ces lamelles graisseuses entremêlées de couches conjonctives font croire à un opérateur inexpérimenté qu'il a ouvert le sac et qu'il se trouve en face de l'épiploon. Il n'en est rien, et en continuant à inciser couche par couche, on ne tarde pas à arriver sur le véritable sac qui en général laisse sortir par l'ouverture faite, un peu de liquide plus ou moins coloré, mais qui, dans certains cas, est absolument sec. Il faudra donc apporter la plus grande attention à l'ouverture du sac et prendre garde d'inciser l'intestin.

On est quelquefois étonné de la petitesse d'une hernie marronnée, quand elle est dépourvue de son sac encombré de graisse; ce sont ces petites hernies marronnées qui sont d'un traitement délicat, car en général l'étranglement y est très serré.

Le sac ouvert, l'index gauche y est introduit, et sur sa pulpe servant de conducteur, on introduit le bistouri de Cooper ou une branche de ciseaux à l'aide desquels on fend complètement le sac. Immédiatement on lave son contenu au sublimé, on éponge et on se met en demeure d'opérer le débridement.

On a beaucoup écrit sur la blessure de l'obturatrice ou de l'épigastrique pendant cette manœuvre ;

mais il ne faut pas s'en effrayer; car si cet accident arrivait, on serait quitte pour agrandir l'incision et faire un débridement externe jusqu'à ce qu'on ait pincé la source de l'hémorragie.

Le débridement se fait sur l'ongle de l'index gauche comme pour la hernie inguinale, et nous le dirigeons pour notre part en bas et en dedans sur la partie inférieure du ligament de Gimbernat. Nous le pratiquons à l'aide du bistouri de Cooper et nous introduisons ensuite un instrument mousse ou le doigt pour agrandir la brèche. Là surtout, il faut aller avec précaution, car on agit souvent au fond d'un entonnoir, sur un étranglement très serré, et il faut craindre que l'intestin ne vienne se blesser sur le bistouri.

Si un premier débridement n'a pas été suffisant, on en fera un second à côté, et chez les femmes grasses, la tension du sac par un aide qui tire dessus avec des pinces, facilite parfois l'introduction du bistouri boutonné et sa manœuvre.

Quelquefois l'épiploon cale en quelque sorte l'intestin, et nous nous sommes bien trouvé dans ce cas de commencer par réséquer l'épiploon et de réduire d'abord le pédicule épiploïque.

L'anse herniée est attirée au dehors pour être visitée, et si elle est reconnue saine, elle est réduite avec précaution en faisant encore tendre le sac pour faciliter son glissement.

Le premier temps de l'opération étant ainsi terminé, la kélotomie étant faite, il faut passer au second temps, à la cure radicale.

Ici on commencera par disséquer avec soin le sac ; mais il n'y a pas, comme dans la hernie inguinale, à craindre de léser le cordon. On arrive facilement sur le pédicule, qui est libéré avec soin afin de placer une ligature le plus profondément possible. Cette ligature sera faite au catgut en transfixant le sac d'abord et en nouant les chefs en avant puis en arrière. Cela fait, le sac sera sectionné et ensuite les fils, quand on se sera assuré qu'il est bien fermé et qu'il n'y a pas d'écoulement sanguin.

Il faudra alors obstruer le canal crural. Beaucoup de procédés ont été imaginés pour cela et d'assez délicate exécution. C'est pourquoi, après la kélotomie pour hernie étranglée, nous nous contentons de placer deux ou trois points de suture allant de l'aponévrose pectinée à l'arcade de Fallope, en prenant bien soin que le dernier fil reste en dehors de la veine fémorale, qu'il ne faut pas léser.

Si on n'a pas à craindre l'infection, on fermera la plaie cutanée au crin de Florence sans drainage ; dans le cas contraire on drainera.

Nous n'allons pas répéter ici ce que nous avons dit pour la hernie inguinale à propos de l'état de l'intestin et de sa gangrène probable. La conduite du chirurgien sera la même que dans la hernie inguinale. S'il y a un doute sur la vitalité de l'intestin, il ne faudra pas réduire, et si on se trouve en présence

d'une anse gangrenée, il faudra faire l'anus contre
nature.

L'entérectomie suivie d'anastomose par le bouton de Murphy est ici peut-être plus délicate à faire
que dans le cas de hernie inguinale, et nous n'en
sommes pas partisan , à cause de la mortalité
qu'elle donne.

Traitement de la hernie ombilicale étranglée. — De
toutes les hernies qui réclament l'intervention c'est la
hernie ombilicale qui donne le plus de mort opératoire.
Il y a encore peu d'années on discutait sur l'efficacité
de l'opération ; nous sommes loin de ces opinions
anciennes ; à l'heure qu'il est, on opère toutes les
hernies ombilicales avant qu'elles ne soient atteintes
d'accidents, et on doit à cela de voir diminuer le
nombre de kélotomies pour hernies étranglées.

Celles-ci sont traitées chirurgicalement le plus tôt
possible , et le nombre des guérisons augmente
dans des proportions déjà considérables qui ne
vont que s'accroissant de jour en jour, au fur et à
mesure que la technique se perfectionne et que les
précautions aseptiques augmentent de rigueur.

Mais malheureusement les malades arrivent
encore trop tard et cela tient à des causes faciles à
expliquer. Ce sont des femmes qui portent depuis
longtemps une tumeur au niveau de l'ombilic ; à
plusieurs reprises elles ont eu de la péritonite herniaire sous forme d'accidents peu intenses qui

se sont amendés par un traitement anodin, et elles arrivent petit à petit à l'étranglement, croyant toujours qu'elles ne courent pas de dangers et attendant que les accidents plus graves se calment comme se sont amendés les précédents.

Aussi faut-il toujours conseiller la cure radicale de la moindre petite hernie ombilicale, car au début l'opération est inoffensive, et de par la présence de la plus petite hernie de l'ombilic, le sujet qui la porte est voué un jour ou l'autre à l'étranglement, c'est-à-dire à l'opération faite alors dans de mauvaises conditions.

Quand on est appelé auprès d'un malade qui présente le moindre symptôme d'étranglement, il faut opérer, et le plus vite possible.

TECHNIQUE OPÉRATOIRE. — Que la tumeur soit petite, moyenne ou énorme, c'est-à-dire représentant un second abdomen appendu au premier, les premiers temps de l'opération de la hernie ombilicale étranglée sont toujours les mêmes.

Il faut d'abord ouvrir le sac, ce que nous faisons sur la ligne médiane avec les plus grandes précautions, car l'intestin est pour ainsi dire sous la peau et pourrait être facilement intéressé par le bistouri.

La boutonnière faite, on introduit l'index gauche dans la tumeur herniaire et on fend aussi largement que possible le sac en décollant l'épiploon qui y est adhérent. On va ainsi, en décollant les adhérences, en détruisant les loges, directement à l'anneau qui est en général l'agent de l'étranglement.

L'anneau reconnu, on se rend compte de ses dimensions, de l'étroitesse de l'orifice et aussi de la constriction opérée par lui sur l'intestin, et si c'est lui qui est bien l'agent de l'étranglement, on écarte les anses contenues dans le sac, et bien au jour, à l'aide d'une paire de ciseaux, on sectionne par un débridement externe la partie supérieure ou inférieure de l'anneau constricteur.

Si on reconnaît au contraire que l'orifice est large et que les anses intestinales n'y sont pas serrées, on recherche dans les nombreux alvéoles du sac, en les détruisant un à un, l'orifice, la bride, la coudure, la torsion qui a produit l'étranglement, car on peut tout rencontrer dans une hernie ombilicale d'un certain volume.

Quand on a trouvé l'agent de l'étranglement, on le libère et on nettoie l'anse étranglée qu'on va pouvoir réduire si elle ne présente pas de menace de gangrène ; puis on résèque et on lie l'épiploon dans tous les points où il adhère, jusqu'à ce qu'on soit en présence d'une masse intestino-épiploïque libre et n'ayant plus de connexion avec l'orifice de l'anneau ombilical.

On passe ensuite à la réduction, qui est facile si les anses intestinales ne sont pas trop distendues par les gaz et si leur volume ne s'oppose pas à leur rentrée. Si au contraire on est en présence d'une masse énorme d'intestin hernié, sa rentrée dans le ventre est fort difficile, et si par hasard elle était impossible, on n'aurait qu'une ressource, faire la taille intestinale pour évacuer les gaz, et si cela ne suffisait pas, supprimer par l'entérectomie suffisamment d'intestin pour que le reste puisse rentrer.; mais on est rarement en face d'un intestin ayant perdu droit de domicile, et avec de douces pressions et de la patience on arrive à faire refluer les gaz, et petit à petit à réduire la hernie, d'autant qu'une large résection épiploïque a désencombré le champ opératoire.

Voilà le premier temps de l'opération ; le second consiste à faire la cure radicale.

Ils sont nombreux les procédés donnés, mais il ne faut pas oublier qu'on se trouve en présence d'un sujet atteint d'étranglement et par conséquent déprimé, il faut donc faire vite et choisir un procédé rapide ; voici celui que nous employons.

Nous pratiquons l'omphalectomie, nous réséquons donc tout le sac recouvert de la peau qui le double, et extirpons les prolongements séreux qui débordent en général de chaque côté. Puis à l'aide d'une pince à griffes solide, nous saisissons les bords de l'orifice herniaire et nous les avivons largement en mettant autant que possible à découvert les fibres des muscles droits ; nous disons autant que possible, parce que dans les grosses hernies à grand orifice, les droits de l'abdomen sont écartés et quelquefois difficiles à trouver et à rapprocher.

Quand l'avivement est largement fait, nous passons de forts catguts ou de fortes soies qui traversent le péritoine, les aponévroses et le muscle. Ces soies ou ces catguts sont passés avec une aiguille de Reverdin mousse qui permet d'aller vite, ne donnant pas la crainte de percer l'intestin qui se présente facilement dans la plaie.

Ces fils une fois passés sont suturés les uns après les autres ; ils ont été mis assez près l'un de l'autre pour donner une fermeture hermétique et il ne reste plus qu'à terminer par les points de suture de la peau.

Comme on le voit, il y a loin de là au procédé de cure radicale ordinaire d'une hernie non enflammée, où tous les plans sont suturés successivement et où on met tous ses soins à ouvrir la gaine des droits et à rapprocher les muscles ; mais comme nous l'avons déjà dit, ce serait allonger une opération déjà longue en elle-même, chez un sujet déprimé, et dans ces conditions-là le mieux est l'ennemi du bien.

Quand on se trouve en présence d'une gangrène herniaire, il faut tenir la conduite que nous avons indiquée plus haut ; ou faire l'anus contre nature, ou l'entérectomie suivie d'anastomose terminale au bouton de Murphy ; mais ici les conditions peuvent être différentes ; il nous est arrivé de nous trouver en face d'un intestin gangrené en plusieurs points sur plusieurs anses ; ce sont des cas presque désespérés ; il faut retrancher quelquefois plus d'un mètre d'intestin, et, dans une partie qui peut être voisine du duodénum, faire un anus contre nature serait supprimer presque tout l'intestin, et le bouton anastomotique s'impose.

Il est entendu que dans les cas de gangrène herniaire il est toujours prudent de faire un bon drainage de la cavité abdominale, qui a été nécessairement infectée pendant les manœuvres opératoires.

Traitement de la hernie obturatrice étranglée. — Nous allons donner quelques notions du traitement de la hernie obturatrice étranglée, dont il faudra rechercher la présence dans tous les cas inexplicables d'occlusion intestinale. Elles sont, il est vrai, tout à fait exceptionnelles et comme il ne nous a pas été donné d'en observer, c'est d'après Berger[1] et Picqué que nous allons indiquer les signes qui permettent de la reconnaître et l'opération qui doit lui être appliquée.

L'étranglement des hernies obturatrices, nous disent ces auteurs, est le plus souvent méconnu, car la tumeur formée par elles peut échapper à l'investigation du clinicien, s'il n'a l'attention éveillée de ce côté. Aussi ne négligera-t-on pas de prendre en considération un gonflement même peu marqué de la région des adducteurs, coïncidant avec les symptômes de l'occlusion intestinale. Il faut aussi signaler

[1] Berger, *Traité de Chirurgie*, t. VI, p. 810. Paris 1892. — Picqué et Poirier, *Revue de Chirurgie*, 1891, p. 693.

la coexistence de cette hernie avec la hernie crurale et ne pas rapporter à l'une ce qui appartient à l'autre.

Le toucher vaginal peut permettre de déterminer une douleur à la pression au niveau du trou sous-pubien et quelquefois même de reconnaître la présence d'une tumeur ou d'une corde tendue.

Enfin, le sujet a la cuisse fléchie sur le bassin. L'adduction est impossible, tous les mouvements communiqués au membre, exagèrent la douleur qui est ressentie d'une façon spontanée par le malade (signe de Romberg). Cette douleur tantôt lancinante, tantôt fixe, siège dans la cuisse du côté malade et s'irradie à sa partie interne jusqu'au genou et même jusqu'au pied. Elle s'accompagne d'engourdissement, de crampes dans la région des adducteurs, et à son niveau on rencontre la sensibilité obtuse.

Dans cette hernie, comme dans toutes les hernies étranglées, c'est l'opération sanglante qui doit être pratiquée.

TECHNIQUE OPÉRATOIRE. — Il faut d'abord relever le bassin du malade, afin de mettre plus au jour le canal sous-pubien. On incisera les parties molles sur le bord interne du muscle pectiné. On sectionnera transversalement le muscle pectiné, on pourra même le désinsérer de la crête pectinéale.

On recherchera le sac que l'on mettra bien à découvert et on se rendra bien compte de la situation du nerf et des vaisseaux obturateurs. Le sac sera ouvert et désinfecté à l'aide du sublimé et on se rendra compte de son contenu et de l'état de l'intestin.

L'agent de l'étranglement siège exclusivement en dehors du collet, au niveau de l'anneau. On pourra dès lors essayer d'élargir l'anneau avec le doigt et si la résistance est trop grande et que l'index droit ne puisse parvenir à la vaincre, on pourra pratiquer, avec le bistouri de Cooper, de petits débridements multiples, en ayant bien soin de s'écarter des vaisseaux qui auront été reconnus préalablement.

La position de ces derniers est très différente, suivant la variété anatomique de la hernie et à cause de cela, il n'y a pas de règle à donner pour le débridement.

L'anse visitée, on se comportera suivant sa lésion comme dans toutes les hernies, mais s'il y a gangrène, il faudra ici faire l'entérectomie, suivie d'anastomose bout à bout, car on ne peut placer un anus contre nature à ce niveau.

La réduction se fera comme dans les autres hernies, elle sera suivie de la cure radicale, indispensable ici, puisque ces hernies sont sujettes à récidive et qu'il n'y a pas moyen de leur appliquer un bandage.

On extirpera donc le sac et on fera suivre cette extirpation de la suture de l'orifice herniaire.

VII

VOIES URINAIRES

La chirurgie d'urgence des voies urinaires n'a guère qu'à s'occuper des traumatismes des différents organes qui les composent. Nous nous sommes en effet toujours mis en face d'une lésion pour laquelle le chirurgien était appelé à discuter une intervention sanglante immédiate ; nous n'avons donc pas à nous occuper de la rétention d'urine causée par un rétrécissement ou une hypertrophie de la prostate ; il n'y a que dans des cas tout à fait exceptionnels qu'une boutonnière hypogastrique s'impose, et une ponction de la vessie donne toujours le temps de réfléchir à ce qu'on va faire.

L'anurie calculeuse elle-même, qui réclame la néphrotomie, ne commande l'intervention que quatre à cinq jours après le début des accidents, et en général le chirurgien est appelé avant ce délai.

Les corps étrangers permettent aussi d'attendre.

Il ne nous reste donc à parler que des traumatismes du rein, de la vessie et de l'urètre.

TRAUMATISMES DU REIN

Ceux-ci sont de deux sortes : ou la blessure a été causée par une arme blanche ou par un projectile (par une balle de revolver par exemple), ou bien c'est dans une forte contusion que le rein s'est déchiré.

Dans ces deux cas c'est l'hémorragie qui commande l'intervention, et encore faut-il que cette hémorragie soit assez abondante pour mettre les jours du blessé en danger; c'est là le point délicat qui doit déterminer l'intervention. Or cette hémorragie peut causer la mort par l'abondance du sang qu'elle fait perdre en peu de temps au malade, ou encore pas la continuité de l'écoulement; mais il faut savoir que les plaies du rein sont de celles qui guérissent bien et que les hématuries cèdent en général spontanément.

Traitement des plaies du rein. — *Les plaies par instruments tranchants ou par balles de revolver* qui peuvent intéresser le rein indiquent par leur siège la voie que le chirurgien doit suivre. Elles peuvent en effet être situées sur la face antérieure de l'abdomen, et dans ce cas la laparotomie s'impose ; mais alors elles sont accompagnées presque toujours, pour ne pas dire toujours, d'autres lésions, telles que les blessures de l'intestin ou du foie, et elles ne viennent que compliquer une situation déjà grave.

En tout cas, c'est en relevant l'intestin qu'on pourra examiner le rein et se rendre compte de la gravité de la blessure.

Si la plaie siège au contraire dans les lombes, c'est la voie lombaire qui est bien entendu celle qu'il faut prendre.

La plaie peut être large ou étroite.

Si la plaie est large et qu'elle siège en avant, nous l'avons dit, les dégâts seront considérables. On ouvrira donc l'abdomen, comme nous l'avons indiqué dans le chapitre des plaies de cette cavité, on examinera l'intestin en le traitant suivant les lésions qu'il porte ; mais si on est en présence d'une hémorragie importante, on explorera le rein et on se rendra compte du point qui saigne. Si c'est la veine ou l'artère, on placera des pinces sur les plaies de ces vaisseaux et on arrêtera l'hémorragie.

Si l'artère est sectionnée, la néphrectomie devra être faite, l'organe n'étant plus irrigué.

Si le rein est sectionné dans un de ses diamètres, avant de supprimer l'organe, il faudra tenter, à l'aide de la compression, de pinces et de ligatures, de faire l'hémostase, qui sera complétée par une suture de la plaie.

Si le bassinet et l'uretère sont atteints, on pourra essayer de fermer la plaie par des points de suture ; mais il faut savoir que la chose est très délicate. On n'aura recours à la néphrectomie que comme pis aller et quand il n'y aura pas moyen de faire autrement.

Si la plaie est large et qu'elle siège en arrière, elle pourra n'avoir fait qu'intéresser le rein ; en y accédant par la voie la plus chirurgicale, on n'aura donc qu'à agrandir la blessure en la prolongeant du côté de la crète iliaque pour se donner assez de jour et pour explorer facilement le rein. Celui-ci, suivant la lésion qu'il porte, sera suturé ou non ; on fera l'hémostase, au besoin même un tamponnement, et si une partie de l'organe est presque détachée, on n'aura qu'à la supprimer en respectant le reste du tissu glandulaire.

Si la plaie est étroite et qu'elle siège en avant, la laparotomie exploratrice s'impose, que la blessure soit faite par un instrument piquant ou par une balle de revolver, car il y a presque toujours perforation du tube digestif et il peut y avoir section d'un des vaisseaux importants du rein ; c'est l'hémorragie seule qui commandera de s'occuper du rein pour lier les vaisseaux qui donnent, car il est inutile d'aller à la recherche du corps étranger qui va être supporté par les tissus, et qui souvent ne pourrait être extrait qu'à l'aide de délabrements vraiment dangereux.

Si la plaie est étroite et qu'elle siège en arrière, à moins qu'elle n'ait intéressé le pédicule de l'organe ou qu'elle n'ait pénétré à travers le rein dans la cavité péritonéale, il n'y a pas à s'en occuper, car, nous l'avons dit, elle peut être tolérée par le rein. Si l'exploration de l'abdomen montre des signes de perforation intestinale ou d'hémorragie intra-péritonéale, il est bien entendu que la laparotomie exploratrice devra être pratiquée immédiatement pour permettre de se rendre compte des lésions produites par le corps étranger et d'y remédier.

Contusions du rein. — Deux cas sont ici à considérer : ou le traumatisme a porté seulement sur la région rénale, ou dans une contusion de l'abdomen le rein a été intéressé comme les autres viscères.

Quand le traumatisme a porté sur la région lombaire, c'est l'empâtement de la région infiltrée, c'est l'hématurie qui fait faire le diagnostic.

Quand l'hématurie n'est pas considérable, ce sont les moyens médicaux qui seuls devront être mis en usage. Le repos absolu, l'ergotine, les injections de morphine viennent en général à bout des accidents ; mais lorsque l'hémorragie continue, qu'elle est rouge, abondante, que des caillots sont évacués par l'urètre, ce qui est au reste exceptionnel, la question de la néphrectomie doit se poser ; surtout lorsqu'en même temps la tuméfaction lombaire est volumineuse. Il faut en effet arrêter à tout prix l'hémorragie qui ne cesse pas et qui est en vain combattue par des injections de sérum, et le seul moyen est le traitement chirurgical. On ira donc par la région lombaire aborder le rein et on se rendra compte de la source de l'hémorragie. Si une ou plusieurs ligatures suffisent, on se bornera là ; si une seule partie du rein est intéressée, on pourra tenter la néphrectomie partielle ; mais il ne faudra par hésiter à pratiquer l'extirpation totale de l'organe si celui-ci est broyé, car sa conservation exposerait à de graves accidents d'infection.

Le second cas qu'on rencontre, avons-nous dit, est celui dans lequel il y a contusion de l'abdomen, soit que l'individu ait été tamponné par un wagon, soit qu'il ait reçu un coup de pied de cheval, soit qu'une voiture lui ait passé sur le ventre. Dans ces conditions il peut y avoir une hémorragie considérable qui se manifeste dès l'ouverture du péritoine et il faut faire vite si on veut arriver avant la syncope finale. Aussi avons-nous recommandé de prendre deux aides, de faire l'éviscération rapide et si on ne trouve rien du côté des branches de la mésentérique, il faut immédiatement se porter du côté du rein, et on se rendra compte du point qui saigne. La veine, l'artère rénales peuvent être déchirées, et il faudra placer rapidement une ou plusieurs pinces pour fermer la lumière du vaisseau qui donne.

Si le rein est pour ainsi dire en bouillie, la néphrectomie s'impose ; il faudra donc commencer par isoler le pédicule vasculaire, le saisir avec un clamp, sectionner l'uretère et les vaisseaux et énucléer le rein ensuite. Mais c'est là une dure extrémité, et si on constate des lésions limitées de l'organe qui permettent sa conservation partielle, on pourra isoler à l'aide de ligatures solides les parties déchirées, les réséquer en conservant encore une partie de la glande susceptible de rendre encore des services.

TRAUMATISMES DE LA VESSIE

Les solutions de continuité de la vessie sont de deux ordres : ou elles sont directes et produites par un traumatisme qui intéresse le revêtement cutané : ce sont les blessures par armes blanches ou par armes à feu ; ou bien elles sont indirectes et sont la conséquence d'un grand traumatisme qui ne détermine pas de plaie extérieure ; ce sont les contusions de l'abdomen faisant éclater le réservoir urinaire distendu, ou les fractures de la ceinture pelvienne qui entraînent la déchirure de la vessie.

Dans tous les traumatismes de la vessie un grand point domine la thérapeutique. *Il s'agit de savoir si la rupture de l'organe est extra-péritonéale ou intra-péritonéale;* car de cette connaissance découle la rapidité de l'intervention qui doit sauver le malade; mais, nous allons le voir, résoudre ce problème est chose parfois difficile.

Traitement des plaies de la vessie.

Plaies par instruments tranchants ou piquants. — Ici le siège de la blessure rend à peu près certain le diagnostic de lésion extra ou intra-péritonéale.

Si le corps vulnérant a pénétré dans le petit bassin au-dessous de la crête pelvienne, par le périnée ou par le trou obturateur, la plaie vésicale est extra-péritonéale, et, si elle est suffisamment large, i coulement de l'urine ne permet pas de se tromper. Dans ces cas, quand il n'y a pas de complication telle qu'une hémorragie grave, par exemple, la seule conduite du chirurgien consiste à passer une sonde qui restera à demeure, ouverte dans un urinal, qui drainera ainsi le liquide urinaire et permettra à la plaie vésicale de se refermer d'elle-même.

La plaie extérieure devra être rasée, nettoyée, antisepsiée et pansée avec le plus grand soin.

Si le corps vulnérant a frappé au-dessus de la crête pelvienne et qu'il ait intéressé la vessie, à moins — chose très rare — que ce réservoir ne déborde largement le pubis et que la plaie soit petite, il y a toutes les chances possibles pour qu'on se trouve en face d'une plaie intra-péritonéale, et dans ce cas, la laparatomie s'impose. On ouvrira donc l'abdomen en se servant de la plaie faite par le corps vulnérant et on se rendra compte des dégâts produits. Si l'intestin est intéressé, il sera traité comme nous l'avons indiqué plus haut, et si la plaie vésicale est intra-péritonéale, après avoir mis le sujet dans la position de Trendelenburg et épongé le liquide qui s'est épanché dans le péritoine, on fermera la plaie vésicale à l'aide d'une suture bien faite et à deux plans, l'un pour la muqueuse et la musculeuse, et l'autre pour la séreuse. Ces sutures seront des surjets faits au catgut.

On drainera la cavité péritonéale avec un drain entouré de gaze stérilisée, et on établira une sonde à demeure dans le canal de l'urètre pour empêcher le tiraillement des sutures par la distension du réservoir vésical.

Plaies par armes à feu. — Nous nous occupons, avons-nous dit, principalement des plaies par balles de revolver.

La conduite à tenir sera la même que celle que nous venons d'indiquer, avec cette différence toutefois, c'est que pour les blessures qui siègent au-dessous de la crête pelvienne, si le revolver a peu de pénétration — comme c'est le cas le plus commun — la balle n'est pas capable de traverser l'os iliaque ; mais si au contraire on a affaire à une arme d'un calibre suffisant pour percer la ceinture osseuse, on se trouve en présence de plaies larges de la vessie qui peuvent se compliquer de la présence de fragments d'os dans le réservoir urinaire, plaies qui vont donner forcément lieu à des complications d'infiltration d'urine, et dans ces cas, la taille hypogastrique peut se discuter ; nous n'hésiterions même pas à la faire pour extraire les bris osseux qui peuvent se trouver libres dans la vessie, pour fermer les plaies vésicales et surtout pour dériver largement les urines à l'aide du tube Périer et éviter toute complication.

Si la plaie par armes à feu siège au-dessus de la crête pelvienne, comme il est plus que probable que la vessie n'a pas été intéressée seule, la laparotomie s'impose. Elle sera pratiquée comme nous l'avons indiqué plus haut à propos des plaies par armes à feu de l'abdomen et on traitera chaque organe suivant la lésion qu'il porte.

La vessie sera, bien entendu, suturée sur trois ou deux plans, comme nous venons de l'indiquer, et la cavité péritonéale sera drainée.

Traitement des déchirures de la vessie. — Ici encore c'est la nature du traumatisme qui doit guider le chirurgien, car, suivant les cas, la vessie peut être blessée en même temps que les autres organes contenus dans l'abdomen, ou bien au contraire être seule intéressée.

Dans les contusions de l'abdomen, par exemple, si le réservoir urinaire est plein et distendu, il se peut qu'une chute en avant et d'une certaine hauteur sur un plan saillant, ou qu'un coup de pied de cheval fassse éclater la vessie.

Dans un tamponnement de chemin de fer, quand un homme est pris entre deux wagons et qu'il se produit, en même temps qu'une contusion de l'abdomen, une fracture du bassin, le réservoir urinaire peut être aussi déchiré.

Dans ces cas, il n'y a pas de doute sur la nécessité de l'intervention et sur sa nature. C'est la contusion de l'abdomen qui domine la scène, et elle commande absolument la laparotomie.

Il faudra donc, qu'il y ait ou non hématurie ou tout autre symptôme vésical, ouvrir l'abdomen au-dessous de l'ombilic, sur la ligne médiane, constater les lésions qui peuvent siéger sur le tube digestif et vérifier en même temps l'état du réservoir urinaire.

Si la vessie est déchirée, on a affaire à une déchirure presque toujours — pour ne pas dire toujours — intra-péritonéale dans ces cas, on trouvera donc du liquide urinaire en plus ou moins grande quantité dans le petit bassin, et un examen attentif de la partie péritonéale de la vessie permettra d'y reconnaître une plaie plus ou moins régulière.

Cette plaie sera nettoyée, régularisée, et même agrandie au besoin, pour permettre une bonne suture de la solution de continuité. Cette suture sera faite au catgut et sur trois plans, l'un pour la muqueuse, l'autre pour la musculeuse et le troisième pour la séreuse, et comme nous l'avons dit plus haut, comme il est rare qu'un si violent traumatisme ne s'accompagne pas de déchirures de l'intestin, un bon drainage de l'abdomen sera pratiqué.

Il faudra, bien entendu, mettre une sonde à demeure dans l'urètre, sonde qui devra rester ouverte dans un urinal pour drainer l'urine au fur et à mesure qu'elle arrive dans le globe vésical.

Les *fractures du bassin* qui ne s'accompagnent pas de contusion de l'abdomen peuvent mettre le chirurgien dans une situation plus embarrassante, car elles peuvent donner lieu à des déchirures intra ou extra-péritonéales de la vessie, et il est toujours très difficile, parfois même impossible, avant que les accidents péritonéaux aient éclaté, de savoir s'il y a communication entre la grande séreuse et le réservoir urinaire.

Et pourtant, il faut agir de suite si on veut avoir quelque chance de sauver son malade.

Voici la conduite que nous conseillons en pareil cas.

Il faudra commencer par sonder le malade.

Si on ramène de l'urine mêlée de sang, il y a bien des chances pour que la déchirure siège en dehors de la zone péritonéale. Dans ce cas une sonde à demeure et des lavages faits avec soin permettront d'attendre tout en se tenant prêt à agir au moindre soupçon d'infiltration d'urine.

Si la sonde ne ramène rien, ou laisse passer seulement quelques gouttes de sang, il faudra ne pas conclure immédiatement à une plaie intra-péritonéale de la vessie, mais aussi se demander si on n'a pas affaire à une déchirure de l'urètre accompagnée de la formation d'une cavité anfractueuse dans laquelle la sonde molle peut se loger.

Nous nous rappelons qu'en 1890, étant chef de clinique à l'Hôtel-Dieu, pendant l'absence de notre maître, un homme nous arriva porteur d'une fracture du bassin avec urétrorragie. Nous le sondâmes, la sonde rouge pénétra facilement tout entière et nous crûmes être arrivé dans le réservoir urinaire. Nous allâmes même chercher le chef de service voisin qui eut la même impression ; il n'en était absolument rien, et l'incision du périnée permit de reconnaître une déchirure de la portion membraneuse de l'urètre.

Si donc la rupture de l'urètre est écartée, ce qu'on pourra faire en prenant en considération les symptômes que nous indiquerons plus loin ; si on arrive dans la vessie sans qu'on puisse ramener de l'urine par la sonde et qu'on ait le moindre doute sur le siège intra ou extra-péritonéal de la déchirure de la vessie, il ne faut pas hésiter et pratiquer immédiatement une incision hypogastrique qui permettra de se rendre compte du siège et de la nature des lésions.

TECHNIQUE OPÉRATOIRE. — Une incision d'environ 8 à 10 centimètres sera menée à partir du pubis, on pénétrera entre les muscles droits dans le tissu cellulaire prévésical et immédiatement on se rendra compte de l'état de ce tissu cellulaire.

S'il n'est pas infiltré, si l'urine n'a pas pénétré ses mailles, c'est que la rupture est intra-péritonéale, et immédiatement, sans ouvrir la vessie, il faudra se porter du côté de la cavité péritonéale, inciser le péritoine et constater la présence du liquide urinaire dans l'abdomen ainsi que la déchirure de la vessie.

Après avoir épongé et nettoyé avec soin toutes les parties touchées par l'urine, on se mettra en devoir de faire la suture de la plaie vésicale, suture qui se fera sur deux plans, un premier plan pour la muqueuse et la musculeuse et un second plan séro-séreux pour le péritoine.

Ces sutures seront faites de préférence avec du catgut.

Un drainage de la cavité péritonéale sera établi et la plaie abdominale suturée à trois plans. Une sonde à demeure mettra la vessie dans le repos.

Si le tissu cellulaire prévésical est infiltré, la rupture est extra-péritonéale. On peut quelquefois la trouver, sans avoir besoin de pratiquer la taille.

Si la déchirure est trouvée, elle sera suturée à l'aide d'un seul plan de sutures au catgut. La cavité de Retzius sera drainée et une sonde à demeure sera encore placée.

S'il est impossible de découvrir la plaie vésicale sans faire la taille hypogastrique, on se mettra en demeure de pratiquer cette opération.

Ici cette taille hypogastrique ne se fait pas aussi facilement qu'à l'ordinaire. Le globe vésical ne peut être distendu, puisqu'on ne peut pas y injecter de liquide. La vessie est donc derrière le pubis, et il faut aller l'y chercher sans léser le péritoine dont le cul-de-sac n'est pas remonté. Une fois donc qu'on aura pénétré entre les muscles droits et pyramidaux dans le tissu cellulaire prévésical, on fera écarter par un aide les deux sangles formées par les muscles et à l'aide de l'index on refoulera en haut, et le plus haut possible, le cul-de-sac péritonéal.

Cela fait, à l'aide d'une forte pince de Kocher, on saisira le réservoir urinaire qu'on reconnaîtra à sa coloration violacée; on le soulèvera et on fera une seconde prise à l'aide d'une seconde pince de Kocher, de façon à attirer la vessie dans la plaie. Celle-ci sera alors ponctionnée entre les deux pinces à l'aide d'un bistouri, et une fois ouverte, les deux lèvres de la plaie seront saisies avec deux nouvelles pinces. Puis l'ouverture sera agrandie aux ciseaux de façon à ménager le péritoine et à ne pas se porter trop en avant à cause des plexus veineux, et le sang étant évacué, l'intérieur du réservoir urinaire nettoyé, on pourra se rendre compte du siège de la plaie.

Quand on n'a pas pu la reconnaître par la partie supérieure, c'est qu'elle siège du côté du bas-fond vésical; il est du reste très aisé de voir sa situation par la taille qui vient d'être pratiquée.

La position bien reconnue, si la vessie n'est pas infectée, on pourra la suturer au catgut et, suivant les cas, refermer l'ouverture qu'on vient de faire ou bien la laisser ouverte.

A l'heure actuelle, on est cependant autorisé à faire la suture de la taille hypogastrique en établissant une dérivation de l'urine à l'aide d'une large sonde à demeure.

Si pour des raisons d'infection ou d'autres motifs on ne voulait pas fermer la vessie, on placerait le tube-siphon de Perier qui permettra des lavages de la vessie en même temps qu'un large drainage de l'urine.

Ces tubes seront retirés vers le huitième jour et remplacés par une sonde urétrale qui sera laissée à demeure six à huit jours et à l'aide de laquelle on continuera à faire des lavages intra-vésicaux.

Le malade, pour toutes ces manœuvres, sera placé dans la situation de Trendelenburg, qui facilite beaucoup les opérations intra-vésicales.

TRAUMATISMES DE L'URÈTRE

Dans les traumatismes de l'urètre, les plaies n'ont pas grande importance. On sait qu'à l'heure actuelle il faut refaire le canal et pratiquer deux ou trois plans de suture au catgut, de façon à réunir les différents tissus qui ont été sectionnés.

Traitement des ruptures de l'urètre. — Celles-ci, au contraire, peuvent déterminer de graves accidents dont le premier est la rétention d'urine, et le chirurgien doit, dans certains cas que nous allons examiner, opérer immédiatement.

Il n'y a du reste rien à changer à la classification donnée par Cras en 1876 à la Société de chirurgie. Quelle que soit la cause qui ait produit la rupture (chute à califourchon, coup de pied dans le périnée, traumatismes du bassin), c'est l'écoulement de sang qui indique que l'urètre a été lésé, et à cet écoulement viennent se joindre d'autres symptômes qui commandent la thérapeutique.

Cras divise les ruptures de l'urètre en trois classes :

Cas légers. — Quelques gouttes de sang apparaissent au méat, la miction est possible quoique douloureuse ; il n'existe pas de tuméfaction périnéale.

Dans ce cas il ne faut pas cathétériser, mais recommander le repos absolu, se borner à des applications chaudes et donner des boissons abondantes nitrées.

Si le moindre signe d'empâtement inflammatoire se produit, il faut inciser le périnée.

Cas de moyenne gravité. — Ici il y a écoulement de sang prolongé par le méat. Le malade pisse un peu, mais il y a de la rétention d'urine incomplète ; de plus il existe une légère tuméfaction périnéale. Il faut dans ce cas tenter le cathétérisme. Celui-ci sera pratiqué avec une sonde bien montée sur un mandrin. On suivra avec précaution la paroi supérieure de l'urètre, qui dans ce cas n'a pas été rompu complètement, et si on est bien sûr d'avoir pénétré dans la vessie, on fixera la sonde à demeure, mais il faut se méfier : il est arrivé, nous dit Cras, que des chirurgiens ont pris la flaque périnéale pour la vessie.

Si vous ne pouvez pas passer, il ne faut pas insister et il faut fendre le périnée comme dans les cas graves. Il en sera de même si on a le moindre doute sur le bon fonctionnement de la sonde.

Cas graves. — Ici nous rentrons dans notre sujet, car le chirurgien va avoir à agir d'urgence. Chez ces malades, la rétention d'urine est complète, l'urétrorragie est parfois notable et il existe une tumeur périnéale formée par le sang épanché dans les tissus.

Il faut se garder de tout cathétérisme qui sera forcément infructueux, qui pourra créer des fausses routes et en déplaçant les caillots faire augmenter l'écoulement du sang par le méat. Une seule opération est de mise, c'est l'incision périnéale, l'urétrotomie externe qui va permettre de se rendre compte des dégâts produits par le traumatisme, de faire pisser le malade en plaçant une sonde à demeure et ensuite de refaire le canal à l'aide de sutures.

TECHNIQUE OPÉRATOIRE. — Certains chirurgiens préconisent la cocaïne ; nous préférons l'anesthésie générale. Cette dernière n'a qu'un défaut, c'est de ne pas permettre, pour la recherche du bout postérieur, de commander au malade de pisser, mais il sera toujours facile, si cela est nécessaire, de le laisser se réveiller.

Le malade doit être couché sur le dos dans la position de la taille. Le périnée ayant été préparé, il faut inciser la tumeur périnéale sur la ligne médiane, du scrotum à l'anus. On sectionnera ainsi la peau, le tissu cellulaire sous-cutané, l'aponévrose périnéale superficielle, puis le bulbo-caverneux. Toutes ces parties sont plus ou moins meurtries. On parvient ainsi sur une accumulation de caillots qui sont expulsés avec le doigt et avec le laveur. A ce moment on est arrivé à la recherche du bout postérieur.

Ce bout postérieur de l'urètre déchiré est parfois difficile à trouver. Cependant il peut arriver qu'on y engage facilement une sonde en caoutchouc ou en gomme du n° 16. Si la déchirure est incomplète, ce qui arrive parfois, il existe à la partie supérieure une bande de muqueuse qui pourra être suivie par la sonde et qui facilitera son introduction.

Si ces manœuvres ne réussissent pas, il faudra faire un peu de compression pour arrêter l'hémorragie en nappe et pouvoir *de visu* se rendre compte de la situation. Un stylet sera alors introduit dans tout ce qui pourra paraître être le bout postérieur, et il est rare qu'ainsi on ne réussisse pas à pénétrer dans la vessie.

Quand ces différents moyens ont échoué, il reste une ressource, celle de faire pisser le malade et de diriger la sonde à l'endroit où sort le jet d'urine.

Enfin il est des cas, où tout ayant échoué, le chirurgien a dû avoir recours à la taille hypogastrique pour pratiquer le cathétérisme rétrograde. Ces cas sont rares, mais en face d'une impossibilité de trouver le bout postérieur, il ne faudrait pas hésiter à pratiquer la cystostomie sus-pubienne.

Le bout postérieur trouvé et cathétérisé, il faut faire passer cette même sonde par l'extrémité antérieure de l'urètre. Pour ce faire il existe beaucoup de moyens, dont un des plus simples est de charger la première sonde introduite dans la vessie sur une seconde de plus petit calibre introduite par le méat.

La sonde en caoutchouc rouge de Nélaton est trop molle, et une fois fixée à demeure, elle peut être chassée par les contractions vésicales. Aussi est-il préférable de se servir d'une sonde en gomme qui est plus rigide et qui ne risque pas d'être expulsée.

La sonde à demeure une fois placée, il faut refaire le canal de l'urètre et refermer le périnée. C'est la conduite adoptée par tous aujourd'hui, et une seule chose peut s'y opposer, c'est le trop mauvais état des tissus dont la contusion a été trop violente. Dans ce cas, rare du reste, il faut se contenter de panser la plaie à plat et de la laisser bourgeonner, comme on le faisait avant qu'on disposât des moyens modernes.

Pour refaire le canal, on essaiera, si possible, de suturer la muqueuse et de reconstituer l'urètre. Si les tissus ont été trop contus et si la muqueuse est impossible à saisir, on prendra, à l'aide de l'aiguille de Reverdin, dans un plan profond, tous les tissus qu'on peut réunir autour de la sonde. Cette suture sera un surjet fait au catgut. Un second plan de suture au catgut réunira tout le plan musculo-aponévrotique, et un troisième plan de sutures au crin de Florence affrontera le tissu cellulaire sous-cutané et la peau.

La sonde à demeure sera laissée de quatre à six jours, et celle-ci enlevée on passera chaque jour des Béniqué pour empêcher la rétraction cicatricielle.

VIII

CHIRURGIE D'URGENCE DES MEMBRES

TRAUMATISMES DES MEMBRES

La chirurgie actuelle des membres doit être avant tout conservatrice, et règle générale, quelle que soit la plaie, il faut toujours tenter la réparation des tissus divisés. Les considérations dans lesquelles nous allons entrer s'adressent à la chirurgie d'urgence des membres en général, parce que, ce qui est vrai pour le membre inférieur, l'est aussi pour le membre supérieur, leur structure anatomique étant la même.

D'après ce que nous venons de dire, sauf pour les os et les vaisseaux, c'est la suture qui devra être tentée toutes les fois qu'elle aura des chances de réussir. Le succès de la suture dépend de beaucoup de facteurs dont il faut toujours tenir compte : d'abord le degré de contusion des parties, ensuite la virulence de la plaie, et enfin le temps écoulé entre la production de la plaie et la suture.

De ceci découlent ces principes : qu'on devra réunir les parties le plus vite possible, c'est-à-dire opérer dès qu'on est appelé, et tenter la réunion des organes sectionnés, muscles, tendons, nerfs, sauf dans le cas où l'attrition des parties est trop grande, ou bien encore quand la nature de la plaie vous fait craindre des accidents septiques sérieux, et notamment la gangrène foudroyante.

Ce qui doit d'abord préoccuper le chirurgien ou toute personne qui se trouve auprès d'un blessé, c'est la perte de sang, c'est l'*hémorragie*.

Il faut immédiatement y parer si elle est abondante, et ce qui est à la portée de tout le monde, c'est, quand la blessure ne siège pas à la racine même du membre, d'appliquer une bande d'Esmarch ou une bande de caoutchouc quelconque qui parera aux premiers accidents et qui permettra d'attendre le chirurgien.

Cette compression peut être laissée deux heures sans autres inconvénients que la douleur occasionnée par le lien circulaire, mais comme il s'agit de la vie du malade, il n'y a pas à hésiter.

Quand le chirurgien arrive, il se rend compte de la plaie, de son importance, et pour peu qu'elle nécessite une intervention, soit ligature, soit suture de muscles ou de tendons, il est de toute nécessité d'anesthésier le patient.

Cette anesthésie permettra de plus, de faire un bon lavage des parties, une bonne désinfection de la région, ce qui est absolument nécessaire et très douloureux pour le malade s'il n'est pas endormi.

Ce lavage doit être plus soigné aux membres qu'ailleurs, car il est plus difficile et plus long. Il s'adresse à des parties qui, comme les extrémités (pieds, mains), sont, notamment chez le travailleur, plus infectées que les autres, ou qui, comme les articulations (genoux, coudes), sont le siège de frottements qui les rendent plus sales que le reste du revêtement cutané.

Il faudra donc longuement laver toutes ces parties à la brosse, au savon et à l'eau chaude, puis faire un second nettoyage à l'éther d'abord, à l'acool ensuite, enfin au permanganate de potasse et au bisulfite, et terminer par une aspersion de liqueur de V. Swieten.

Cela fait et le champ opératoire limité par les compresses aseptiques, le chirurgien ira à la recherche de la source de l'hémorragie.

Traitement de l'hémorragie. — Cette hémorragie, sauf pour les très gros troncs veineux, n'est inquiétante que lorsqu'il y a plaie artérielle.

Deux cas peuvent se présenter : le sang provient d'une plaie étroite ou sort d'une blessure largement ouverte.

La plaie est étroite : il faut nécessairement l'agrandir pour se donner du jour et aller à la recherche du vaisseau sectionné, en se rendant compte de la disposition anatomique des parties et en abstergeant le sang veineux qui coule toujours un peu, même avec la bande d'Esmarch.

La plaie est large : il n'y a qu'à rechercher le ou les vaisseaux qui donnent.

Quand c'est une artériole, une compression locale a suffi et le chirurgien, sans même placer la bande de caoutchouc, a vite fait de mettre une pince à forcipressure et une ligature sur le point qui donne.

Quand c'est une artère d'un volume important, il faut, quand on le peut, *règle générale sans exception*, rechercher les deux bouts du vaisseau sectionné et les lier. Cette pratique est la seule qui mette à l'abri de l'hémorragie par le bout périphérique et c'est aussi celle qui permet le rétablissement le plus facile de la circulation collatérale.

Quand on a pu placer la bande d'Esmarch, on n'est pas gêné par l'hémorragie, l'anesthésie permet de prendre son temps et on peut, en se livrant à une dissection délicate, arriver à reconnaître la plaie vasculaire. Si du reste on ne trouvait pas la ou les artères sectionnées, en priant un aide de relâcher le lien de caoutchouc, on verrait le jet de sang artériel et on n'aurait qu'à placer une pince à forcipressure sur le point qui donne.

L'extrémité périphérique du vaisseau qui ne donne pas est plus difficile à trouver ; mais en cherchant vis-à-vis du bout central, on arrive à le trouver et à pouvoir placer sur lui comme sur le bout central une bonne ligature, au catgut de préférence à cause de l'infection de la plaie, ou à la soie.

Si la plaie siège à la racine du membre et qu'il

soit impossible de placer la bande d'Esmarch, la recherche du vaisseau qui donne devient plus difficile, car le sang monte toujours du fond de la plaie et masque les parties. On fera donc comprimer le vaisseau par un aide, et à l'aide de pinces à forci-pressure, on saisira successivement les parties qu'on croit être la source de l'hémorragie.

Il arrive que parfois une pince peut bien être mise sur le point qui donne, mais que placer une ligature sur cette pince ou sur ces pinces, s'il y en a plusieurs, soit une chose impossible ; dans ce cas, on les laissera dans la plaie.

Ce n'est que lorsqu'on n'aura pas réussi à arrêter par ces manœuvres l'hémorragie artérielle, qu'on sera autorisé à placer une ligature dans la continuité du vaisseau entre la plaie et le cœur. Dans ce cas, cette ligature se fait à un lieu d'élection et devient une opération réglée. On trouvera la description de ces ligatures dans tous les manuels de médecine opératoire, et le chirurgien doit savoir les pratiquer d'une façon courante ; aussi n'y insistons-nous pas.

Mais une fois cette ligature faite au-dessus de la plaie, il est absolument nécessaire de traiter cette dernière de la façon suivante : après désinfection aussi parfaite que possible, on pratiquera un tamponnement de la blessure avec de la gaze aseptique ou antiseptique, de la gaze, iodoformée, par exemple, puis on fera un pansement compressif avec du

16.

coton hydrophile, du coton ordinaire et une bande, et le membre sera maintenu élevé de façon à s'opposer au cours du sang.

Le pansement sera refait au bout de quatre à cinq jours afin qu'il n'ait pas le temps de s'infecter, car l'infection amène forcément des hémorragies secondaires.

Cette pratique de la ligature dans la continuité du vaisseau au-dessus de la blessure s'adresse aussi aux plaies infectées qui ont déterminé des accidents septiques et dans lesquelles la ligature dans la solution de continuité est presque impossible. Nous faisons ici allusion principalement à la paume de la main.

En voilà un exemple pris dans le service du professeur Duplay, dont nous étions le chef de clinique. On me présente, le 22 juillet 1890, un homme porteur d'une plaie contuse de la paume de la main, occasionnée par le bris d'un bocal en verre épais. L'hémorragie en jets saccadés avait été constatée, mais la compression l'avait arrêtée.

Quand j'examinai le malade, il n'y avait pas trace de sang dans le pansement. Le soir, à 4 heures, nouvelle hémorragie très abondante; l'interne de garde débride la plaie, essaie de placer des pinces sans y réussir et finit par faire de la compression qui arrête l'hémorragie. Le 25 au matin, l'hémorragie n'a pas reparu, et le malade étant très affaibli, je m'abstiens, me réservant d'opérer le lendemain.

Une légère élévation de température commandait d'ailleurs de lever le pansement compressif.

Sous l'anesthésie, après application de la bande d'Esmarch, j'opère, je vérifie l'arcade palmaire superficielle qui n'est pas atteinte, et faisant lâcher la bande de caoutchouc, je vois sortir le sang du fond de la plaie anfractueuse, et essaie en vain de placer une pince qui, ne saisissant que des tissus friables, lâche prise sans arrêter l'hémorragie.

Je pratique alors la ligature de la radiale et de la cubitale au poignet ; l'hémorragie s'arrête. Je désinfecte avec soin la plaie, la tamponne à la gaze iodoformée avec une légère compression, et la guérison suit son cours.

Ce sont là des pratiques d'exception ; mais il est bon de les connaître, car on ne peut pas toujours arriver à mettre des ligatures dans la plaie, surtout à la paume de la main où on est entouré d'organes importants à ménager.

Quant aux *plaies des veines*, leur thérapeutique a aussi bien changé. Aujourd'hui, on applique une ligature sur une veine comme sur une artère, et cela sans le moindre danger, si on est dans les conditions de propreté et d'asepsie nécessaires. On n'hésitera donc pas à suivre cette pratique si on se trouve en face d'une hémorragie veineuse assez abondante pour menacer les jours du malade ou empêcher la réunion des tissus.

Quand on a affaire à un gros tronc veineux blessé

seulement sur une partie de son calibre, on peut tenter une suture latérale en pratiquant une suture analogue à celle de Lembert pour l'intestin. On a ainsi le double avantage d'arrêter l'hémorragie sans obturer la lumière du vaisseau. Ricard a suturé de cette façon et avec succès le tronc brachio-céphalique.

Traitement des plaies des nerfs. — L'hémorragie arrêtée, il faut se rendre compte de l'intégrité des nerfs si la plaie siège dans une région où leur section est possible.

On commencera donc par interroger la sensibilité des parties innervées par le cordon nerveux dont on soupçonne la solution de continuité. A l'aide d'une épingle on se rend compte de l'anesthésie et de son étendue. Si la perte de la sensibilité est bien nette, et si elle répond au territoire innervé par le cordon nerveux qui passe au voisinage de la plaie, il n'y a pas de doute à avoir, et une recherche attentive va faire promptement trouver les deux bouts sectionnés. Dans tous les cas, on fera bien de se rendre compte *de visu*, si la solution de continuité est profonde, de l'intégrité ou de la lésion du nerf.

Celui-ci peut être coupé complètement ou incomplètement. Quand la section est incomplète, rien de plus facile que de placer une soie aseptique qui affrontera les deux tranches de section. Si la section est complète, les manœuvres deviennent plus délicates.

Il faut d'abord commencer par rechercher les deux bouts. Le bout périphérique se rétracte peu et est assez facile à trouver. Il n'en est pas toujours de même du bout central. Aussi une incision dans la direction de son trajet est souvent nécessaire et on devra s'aider de ses connaissances anatomiques. S'il s'agit par exemple du nerf médian au poignet (un des nerfs le plus souvent sectionnés), on se guidera sur le tendon du petit palmaire, facile à reconnaître.

On ne confondra pas le nerf sectionné avec un tendon coupé. Le malade étant endormi, il n'y a pas à compter sur la douleur provoquée par le contact; mais on reconnaîtra aisément le nerf à son volume en général moindre, à sa forme plus ronde, à sa surface de section qui donne l'impression de petits cordons appliqués les uns contre les autres, comme dans les conducteurs électriques; enfin, au besoin on pourra remonter assez haut pour être certain qu'aucune fibre musculaire ne vient s'insérer sur lui.

Le nerf reconnu, on rapprochera ses bouts pour constater si leur juxtaposition se fait facilement. Dans les plaies récentes, quand il n'y a pas eu de perte de substance, on met facilement les extrémités en présence, et pour faciliter cette manœuvre, il n'y a qu'à placer la main ou le membre dans la situation qui détend les parties : en flexion de la main sur l'avant-bras, par exemple, si c'est le nerf médian qui a été sectionné au poignet.

Comme nous ne nous occupons que de la chirurgie d'urgence, nous nous mettons en présence d'une plaie récente dans laquelle les deux bouts peuvent toujours s'affronter. Il est donc inutile de décrire tous les procédés qui ont été employés pour parer au manque de longueur, description qui se trouve du reste dans tous les traités de chirurgie ou de pathologie externe.

La suture qui doit être employée est la suture directe (procédé de Nélaton). A 4 millimètres de la

Fig. 21 — Suture tendineuse.

surface de section, on fait passer à travers le milieu du nerf une aiguille armée d'un fil, ou une petite aiguille de Reverdin dans laquelle on passe un fil. Ce fil sera placé de la même façon sur l'autre bout sectionné comme dans la figure. On serrera ce fil qui mettra en contact les surfaces de section et on fera un double nœud.

Pour un nerf de moyen calibre, un seul point suffit ; pour un nerf plus gros, comme le sciatique, on peut mettre deux et même trois points.

Si les extrémités sectionnées sont très contuses, il est de toute nécessité de les réséquer, afin de rapprocher des surfaces bien vivantes. Cette résection diminue la longueur du nerf, et une petite élongation sera quelquefois nécessaire pour rapprocher le bout central du bout périphérique.

Traitement des plaies des tendons. — Les sections tendineuses sont fréquentes et souvent multiples. Dès qu'on les a constatées, il faut immédiatement pratiquer leurs sutures.

Quand il n'y a qu'un tendon de coupé, la chose est facile. Le bout périphérique est facilement trouvé parce qu'il ne se rétracte pas, et, quant au bout central, il faut prolonger l'incision jusqu'à ce qu'on l'ait rencontré. On a conseillé bien des manœuvres, et notamment l'expression du tendon à l'aide de la bande d'Esmarch, qui le fait redescendre par pression ; mais cette manœuvre, outre qu'elle est incertaine dans ses résultats, peut nuire à la stérilité du champ opératoire, et nous préférons prolonger l'incision autant qu'il le faut.

Quand les sections sont multiples, la question est plus délicate, car outre qu'il y a un nombre important de bouts sectionnés à rechercher, il faut encore suturer chaque bout central au bout périphérique qui lui appartient. Comme c'est au poignet, à la région des muscles fléchisseurs que l'opération est la plus délicate, c'est cet exemple que nous allons prendre.

Nous avons eu dernièrement affaire à un cas de ce genre assez complexe. Après avoir fait l'hémostase et suturé le nerf médian, nous avons repéré les bouts périphériques du petit palmaire, du grand palmaire, d'une partie du fléchisseur commun superficiel des doigts et du fléchisseur propre du pouce, et nous avons placé une pince de Kocher sur chacun de ces tendons sectionnés. Nous avons fait de même pour les bouts centraux et nous avons pu, en nous aidant pour les bouts périphériques des mouvements produits par la traction, et pour les bouts centraux des rapports anatomiques, suturer les tendons à leurs muscles.

Si du reste il était impossible de rétablir la continuité de tous les tendons sectionnés, dans le cas par exemple où il en manquerait un à l'appel, on ne le laisserait pas libre, mais on le suturerait à une des masses musculaires déjà pourvues d'un tendon. Il est donc surtout nécessaire de trouver le bout périphérique, qui ne peut être suppléé comme le bout central.

La suture des tendons doit se faire de la façon suivante : on placera d'abord un fil de soutien qui sera passé à travers le tendon, à 5 millimètres de la surface de section, et qui viendra repasser de la même façon dans l'autre bout, puis un ou deux fils seront passés comme dans la figure pour assurer le contact des tranches de section.

Cette suture sera faite à la soie ou au catgut et avec précaution, car il faut savoir que les fibres aponévrotiques se laissent séparer par le fil avec la plus grande facilité.

Si un muscle a été sectionné, on doit aussi prati-quer sa suture en faisant un surjet à la soie ou au catgut et en ayant soin de prendre une grande épaisseur de tissus, les fibres musculaires se déchirant avec beaucoup de facilité.

On réparera de même aussi les incisions faites à

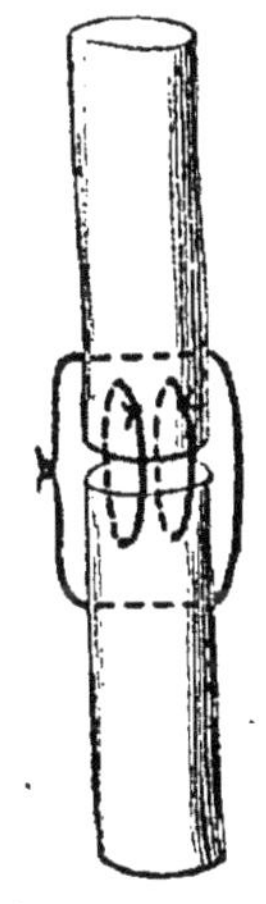

Fig. 22. — Suture
tendineuse.

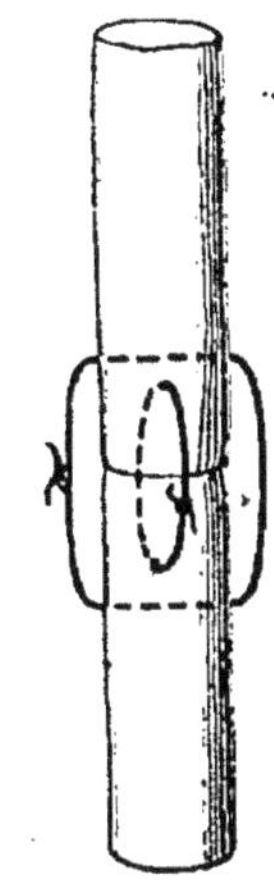

Fig. 23. — Suture
tendineuse.

une aponévrose pour éviter les hernies musculaires consécutives.

Enfin on terminera par la suture de la peau au crin de Florence avec ou sans drainage suivant les chances plus ou moins grandes d'infection et par un pansement à la gaze stérilisée ou iodoformée. Mais il faut avoir bien soin de mettre le membre dans la position qui relâche les parties suturées. Au poignet, par exemple, pour une plaie de la face antérieure, on placera la main en flexion forcée ; ce sera en extension forcée pour une blessure de la face postérieure. Cette attitude, qui aura du reste été donnée au membre pendant tout le temps de l'opération, sera maintenue définitivement à l'aide d'une attelle plâtrée.

Traitement des plaies articulaires. — Nous n'avons en vue dans ce chapitre que les plaies pénétrantes, et nous laissons pour le moment de côté les grands fracas articulaires avec déchirure de l'articulation, que nous examinerons plus loin.

Ces plaies pénétrantes peuvent être produites par des instruments piquants ou tranchants, ou bien encore par des armes à feu.

LA PLAIE A ÉTÉ PRODUITE PAR UN INSTRUMENT TRANCHANT OU PIQUANT.

Deux cas sont ici à considérer : ou bien la plaie est large, ou elle est étroite.

La plaie est large : ici le diagnostic s'impose, on peut même souvent mettre le doigt dans l'articulation ouverte pour l'explorer, et au besoin on peut faire un débridement de cette plaie pour se rendre un compte exact des dégâts causés et de l'état de l'article.

On commencera bien entendu par anesthésier le malade, afin de nettoyer le revêtement cutané au savon, à l'éther, à l'alcool et au sublimé. Cela fait et le champ opératoire limité par des compresses aseptiques comme pour une véritable amputation, le doigt aseptique visitera l'article, y dirigera un lavage au sublimé ou à l'eau phéniquée faible, débarrassera l'article des caillots, des corps étrangers qui ont pu y être entraînés, des copeaux de cartilage qui ont pu être détachés par l'instrument tranchant.

Puis on refermera partiellement l'ouverture avec des points de suture au crin de Florence en ayant soin de ménager un passage pour un gros drain qui sera suturé à la peau.

Un pansement à la gaze aseptique sera fait, puis le membre sera placé dans une gouttière plâtrée qui le maintiendra dans l'immobilité.

Si la plaie était trop mâchée pour qu'on pût en tenter la suture, on mettrait une mèche de gaze iodoformée entre ses bords et on panserait à plat.

La plaie est étroite : ici la conduite du chirurgien est beaucoup plus délicate dans les cas où on n'est pas sûr de la pénétration.

Si en effet on est sûr que l'articulation a été infectée par la présence d'un petit écoulement de synovie, par les renseignements donnés par le blessé et l'inspection de l'instrument piquant qui montre que la pointe a profondément pénétré, il n'y a pas d'hésitation, il faut faire l'arthrotomie.

Mais il arrive souvent qu'on se trouve en face d'une simple piqûre qui ne laisse rien passer et que les renseignements sont nuls. Dans ce cas, quelle conduite faut-il tenir ?

Il ne faut pas ouvrir l'articulation mais commencer une arthrotomie en comprenant la plaie dans son incision. Le trajet suivi par l'instrument sera suivi par le chirurgien qui au fur et à mesure arrivera à un cul-de-sac si la synoviale n'a pas été intéressée, ou dans l'articulation si cette dernière a été atteinte.

Si ce débridement de la plaie permet de reconnaître la pénétration, l'articulation sera largement ouverte, nettoyée et lavée comme nous l'avons dit plus haut, puis drainée et refermée par quelques points de suture.

Le membre sera ensuite immobilisé dans un appareil plâtré.

A l'heure actuelle, une arthrotomie faite avec les moyens dont nous disposons est absolument sans danger, mais plus tôt elle est faite, plus elle a de chances de remettre l'articulation tout à fait en état.

Il n'en est pas de même si elle n'est pratiquée que lorsque la tension des parties, la douleur, l'élévation de température montrent que la plaie a infecté l'articulation et va y déterminer une arthrite suppurée.

La plaie a été produite par une arme a feu. — C'est une des questions les plus délicates de la chirurgie d'armée. En pratique civile elle n'a pas la même importance, à cause du peu de pénétration des armes qui sont le fusil de chasse ou le revolver.

Deux cas sont encore ici à considérer :

La plaie peut être large, produite par exemple par un fusil de chasse partant à bout portant, ou bien étroite faite par une balle de revolver.

La plaie est large : elle peut être contuse ; mais en tout cas elle ouvre en grand l'articulation, l'arthrotomie se trouve donc pratiquée. On commencera sous le chloroforme par faire une toilette complète de la région, puis après l'avoir entourée de compresses stérilisées, on explorera avec le doigt l'articulation, débridant la blessure si l'ouverture n'est pas assez grande, afin de bien voir les dégâts produits et de débarrasser l'article des débris de vêtements, des plombs, des fragments osseux ou cartilagineux qui ont pu être détachés par le coup de feu. Puis on fera un lavage très soigné de tous les culs-de-sac articulaires et de la plaie avec une solution phéniquée à 25 p. 1000 ou avec la liqueur de V. Swieten. La plaie sera régularisée, rétrécie par des points de suture au crin de Florence s'il y a lieu et largement drainée. Après quoi un pansement à la gaze iodoformée et au coton stérilisé sera appliqué et on terminera par un appareil plâtré, disposé de façon à maintenir l'immobilité complète du membre, tout en permettant les pansements ultérieurs.

L'amputation ne devra être pratiquée que lorsque les dégâts auront été jugés irréparables.

La plaie est étroite : il n'y a qu'une balle qui puisse produire ce genre de plaie articulaire, car un plomb arrivant de plus loin que la distance où le coup fait balle n'aurait pas assez de pénétration pour entrer dans l'article.

Ici l'arthrotomie immédiate s'impose. Elle sera faite autant que possible au niveau de la plaie d'entrée et elle sera large de façon à permettre une inspection complète de la jointure.

Le premier soin du chirurgien sera de constater les lésions produites du côté du squelette. Ce sont ces lésions qui sont considérables avec les armes de guerre. L'épiphyse peut avoir éclaté et une fissure osseuse peut partir du point de frappe pour remonter dans la diaphyse. Il n'en est pas de même dans les coups de feu que la pratique civile nous met sous les yeux, à cause du peu de pénétration des armes employées.

Quoi qu'il en soit, il faudra savoir être aussi conservateur que possible. S'il y a fracture, avec fragment mobile dans l'intérieur de l'articulation, on enlèvera ce fragment et on régularisera les surfaces en faisant une résection atypique.

La résection typique ne doit être pratiquée que si toute une épiphyse a été irrémédiablement atteinte, mais, nous le répétons, ces blessures sont surtout des blessures d'armes de guerre.

Enfin, qu'il existe ou non des lésions osseuses ou cartilagineuses, on finira toujours son opération par le nettoyage soigné de l'articulation et le lavage avec les solutions que nous avons indiquées plus haut.

On drainera largement l'articulation ouverte, on fera un pansement soigné et on terminera encore par un plâtre maintenant le membre dans la bonne situation voulue.

Traitement des grands traumatismes des membres. — Nous n'allons pas ici aborder la question des fractures où le chirurgien n'a aucune opération sanglante à faire. Nous ne parlerons même pas des fractures compliquées de plaies, si ce n'est pour dire que lorsque la fracture n'est pas communitive, que la plaie n'est pas trop étendue, un bon nettoyage avec désinfection du membre, un pansement soigné et un bon plâtre suffisent dans ces cas pour permettre la consolidation. Encore sera-t-on obligé dans certaines circonstances de réséquer l'extrémité d'un fragment pour permettre la réduction.

Cette résection sera pratiquée à la scie, ou aux ciseaux suivant les cas, ou même si cela est possible avec une simple cisaille; c'est là de la chirurgie courante et sur laquelle nous n'avons pas à nous étendre.

En parlant de grands traumatismes, nous comprenons les délabrements que font aujourd'hui les puissantes machines modernes ou les écrasements que produisent les chemins de fer quand un wagon, par exemple, passe sur un membre.

Il n'y a pas encore bien longtemps, l'amputation dans ces cas était considérée comme nécessaire.

Aujourd'hui les blessés de ce genre ont aussi bénéficié des progrès de la chirurgie moderne et la règle suivante doit être adoptée : on doit faire tout son possible pour éviter l'amputation qui ne doit être pratiquée que lorsqu'il n'y aura aucun espoir de sauver le membre à cause de l'étendue des lésions, ou lorsqu'il y aura un véritable danger pour le malade à tenter la conservation.

Il ne faut donc pas se laisser impressionner par la possibilité d'une amputation secondaire, qui d'abord sera faite hors de l'état de shock, c'est-à-dire dans de meilleures conditions, et qui n'aura été décidée que lorsque tous les moyens de conservation auront échoué.

Quoique les circonstances dans lesquelles le chirurgien doit prendre le bistouri soient rares dans ces grands traumatismes, nous allons cependant étudier les différents cas qu'on peut rencontrer et indiquer ceux où on doit et ceux où on ne doit pas agir.

Un grand point domine la thérapeutique et dicte les indications : c'est la présence d'une hémorragie sérieuse ou l'absence de perte de sang.

A. Il n'y a pas d'hémorragie artérielle. — On vous apporte un homme avec un ou deux membres broyés ; mais les plaies sont exsangues, le sang ne coule pas par les artères triturées. Deux cas sont encore à considérer :

1° *Le membre est presque détaché et ne tient plus*

que par des *lambeaux de parties molles :* il n'y a
pas à hésiter; il faut, à l'aide de quelques coups de
ciseaux, compléter la section faite par le corps con-
tondant, l'amputation se trouve ainsi achevée sans
avoir augmenté le shock du blessé ; mais il faut
bien se garder de vouloir trop régulariser les surfaces sectionnées par le corps traumatisant, on ne
ferait qu'aller au-devant de l'hémorragie et augmenter l'ébranlement déjà considérable du malade.

Le membre complètement détaché, il faut anesthésier le blessé et embaumer le moignon comme
nous allons le dire plus bas.

2° *Le membre n'est pas détaché, mais simplement
broyé :* les parties molles sont lacérées, arrachées
par places et le squelette est brisé en un ou plusieurs endroits.

La première chose à faire est de s'assurer de la
perméabilité des artères, ce qui se reconnaît à la
présence ou à l'absence du pouls pris au niveau de
la tibiale postérieure et de la pédieuse pour le
membre inférieur, au niveau de la radiale et de la
cubitale pour le membre supérieur.

a). *On sent les pulsations artérielles.* — Le pouls
pris au niveau des artères que nous venons d'indiquer se perçoit peut-être affaibli, mais on en a nettement la notion.

Il faut se garder d'amputer le membre broyé, non
pas seulement à cause de la présence des pulsations

artérielles, mais parce qu'une amputation faite dans ces conditions donne souvent des résultats déplorables. Tout d'abord le blessé se trouve en très mauvais état pour résister à un nouveau traumatisme fait par le chirurgien, et de plus, et c'est là une des raisons majeures, il faut se porter très haut, beaucoup plus haut que la lésion, si on veut faire de la bonne chirurgie. Si on veut être trop économe, si on ampute à la limite des tissus qu'on croit sains, on s'expose à un sphacèle secondaire qui nécessite une nouvelle intervention et qui peut être le point de départ d'accidents sérieux. En voici un exemple tiré de notre pratique :

Le 30 mai 1898, entre dans le service de mon maître, M. Périer, un homme âgé de cinquante-cinq ans, qui, voulant descendre avant l'arrêt complet du train, tombe et a le pied droit écrasé par les roues d'un wagon.

Cet accident arrivé à minuit, le malade est conduit à Lariboisière à 2 heures du matin, et je le vois à la visite le 31. Le métatarse et le tarse sont broyés; je fais faire un embaumement du pied, mais comme l'anesthésie n'a pas été pratiquée, la désinfection n'a pas été complète, et la température s'élève et monte à 39° le 2 juin.

Je me décide à intervenir et, voulant être aussi économe que possible, je pratique l'amputation de Pirogoff, au courant de laquelle je découvre une fracture de la malléole interne.

La température ne baisse pas malgré mon intervention, et deux jours après la jambe devient rouge,
œdémateuse, les lambeaux se gangrènent. Je prescris des pulvérisations phéniquées répétées deux
fois par jour, et ce n'est que le 18 juillet que l'état
général s'étant amélioré, la jambe suppurant moins,
je puis pratiquer la désarticulation du genou.

Il est bien évident qu'un embaumement bien
pratiqué sous l'anesthésie eût peut-être pu conjurer
tous ces accidents, et qu'il eût été préférable de
réembaumer le membre et de s'abstenir de l'amputation.

Il faut donc bien se garder d'avoir recours à l'intervention sanglante et embaumer le membre en
suivant les principes suivants, bien indiqués par
M. Reclus dans plusieurs de ses travaux et notamment dans une communication faite au Congrès de
chirurgie en 1895.

Technique opératoire. — Il faut faire porter le
blessé dans la salle d'opérations, l'envelopper
d'alèzes chaudes fréquemment renouvelées, et au
besoin lui faire des injections sous-cutanées de sérum
et de caféine ; s'il est en état de supporter l'anesthésie, il faut lui administrer de l'éther ou du chloroforme, car l'intervention est longue, douloureuse,
et demande à être pratiquée d'une façon complète, ce
qui ne peut se faire que lorsqu'on est en présence
d'un sujet endormi.

On commencera par savonner le membre à l'eau chaude, puis à raser la peau avec le plus grand soin. On frottera ensuite à la brosse dure et au savon, puis on nettoiera les parties à l'éther d'abord, à l'alcool ensuite, pour finir par un lavage avec une solution de permanganate de potasse au vingtième suivie d'un autre lavage avec la solution de bisulfite de soude (bisulfite de soude du commerce une partie, eau stérilisée une partie) ; on terminera par une aspersion de solution au sublimé et on reposera le membre sur des compresses aseptiques.

Lorsque la peau aura été ainsi désinfectée, on s'occupera du foyer profond. Les esquilles seront enlevées ainsi que les parties molles qui flottent détachées. Avec un injecteur à forte pression et rempli d'eau à 60°, on fouillera tous les replis, toutes les anfractuosités de la plaie ; on pénétrera sous tous les décollements et on abstergera la blessure des corps étrangers de toutes sortes : débris de vêtements, terres, caillots, etc.

Ce lavage devra être méthodique, de façon à n'omettre aucun recoin du foyer traumatique. On ne craindra pas d'essuyer fortement les tissus avec des tampons trempés dans les solutions de sublimé, d'acide phénique ou de permanganate. Ces solutions à 60° réchauffent le malade et ont l'avantage d'être hémostatiques. A leur contact, les petits vaisseaux qui auraient de la tendance à saigner s'oblitèrent ; mais souvent aussi des vaisseaux plus volumineux peuvent s'ouvrir et donnent un jet de sang qui, s'il était trop abondaut, ce qui est rare, nécessiterait la pose d'une pince à forcipressure et une ligature au catgut. Ce n'est que lorsque cette minutieuse et nécessaire toilette est finie que l'on devra pratiquer l'embaumement du membre.

Le foyer traumatique dans chacun de ses diverticules sera bourré de gaze antiseptique, de la gaze iodoformée par exemple, que l'on saupoudrera à l'aide d'une substance désinfectante et peu absorbable comme la poudre de Championnière dont voici la formule :

```
Iodoforme tamisé. . . . . . . . . . . \
Poudre de quinquina. . . . . . . . . . |
    —    de benjoin. . . . . . . . . . } àà
    —    de carbonate de magnésie saturé. |
    —    d'essence d'eucalyptus . . . . /
```

ou avec cette autre poudre d'une formule plus simple, prise dans le *Traité de thérapeutique chirurgicale*, de Forgue et Reclus :

```
Camphre. . . . . . . . .  5 grammes.
Charbon. . . . . . . . . 10    —
Iodoforme . . , . . . . . 15    —
```

Enfin Schwartz recommande la préparation suivante :

```
Poudre d'iodoforme. . . . . . . . \
    —    de salol . . . . . . . . |
Sous-nitrate de bismuth. . . . . . } àà 10 grammes.
Poudre de charbon. . . . . . . . |
    —    de quinquina . . . . . . |
    —    de benjoin. . . . . . . /
```

Il ne faudra pas craindre de tasser la gaze dans tous les interstices, dans toutes les anfractuosités, dans tous les «espaces morts», milieu où s'accumuleraient des sérosités si favorables à la pullulation des micro-organismes.

La région sera ensuite enveloppée d'épaisses couches de ouate hydrophile entre lesquelles on mettra encore de la poudre désinfectante. La ouate ordinaire terminera le pansement qui sera serré à l'aide de tours de bande exerçant une compression assez énergique, et s'il y a lieu, à cause du bris des os, on pourra renforcer l'appareil soit par des attelles, soit à l'aide d'un plâtre bien appliqué.

b). *On ne sent pas les pulsations artérielles.* — Le pouls ne peut être senti ni au niveau de la tibiale postérieure ni au niveau de la pédieuse pour le membre inférieur, ni au niveau de la radiale pour le membre supérieur.

Cette absence du pouls prouve nettement l'interruption de la circulation dans le membre blessé, et ici l'amputation doit être discutée.

Si un seul membre a été atteint par le traumatisme, si l'état du blessé n'est pas très mauvais, on doit amputer en se portant bien au-dessus de la lésion. Ici en effet, on a toutes les chances d'assister à un sphacèle total du membre. On n'a pas en effet à compter sur la circulation collatérale pour irriguer les parties qui ne le sont plus par les artères principales, car les vaisseaux de cette circulation collatérale ont été aussi maltraités que les grosses artères ; on ne doit donc pas s'exposer à voir son malade mourir d'infection causée non seulement par la plaie, mais encore par la gangrène totale dont il va être forcément atteint.

On amputera donc en se mettant dans les meilleures conditions possibles, c'est-à-dire en allant vite pour diminuer le temps de shock et la longueur de l'anesthésie. On réchauffera son opéré avec des alèzes chaudes et on pourra, en même temps qu'on ampute, faire pratiquer une injection de sérum.

Si les deux membres ont été atteints et si le traumatisme a porté sur la partie inférieure des jambes ou un peu au-dessus des poignets, on pourra encore tenter la double amputation en s'entourant des précautions que nous venons d'indiquer.

Mais si on a affaire à ces énormes traumatismes écrasant les deux cuisses, comme il nous a été donné d'en voir trois fois à Lariboisière, à la suite d'une chute sous un train, il n'y a à songer à aucune intervention.

Les blessés sont dans l'hypothermie, ils ont cette pâleur de la face accompagnée de sueurs froides qui annoncent la fin prochaine, malgré la possession de leur parfaite connaissance ; et ils ne sont justiciables que d'un pansement sommaire et d'un traitement général consistant surtout en injections de plusieurs litres de sérum, et en injections sous-cutanées de caféine accompagnées de l'ingestion d'une potion de Todd. Si, grâce à ces moyens, ils arrivaient à se remonter, ce qui ne se voit malheureusement pas, mais ce qui n'est peut-être pas tout à fait impossible, il ne faut jamais désespérer, il faudrait embaumer le membre le mieux possible sans anesthésie et agir plus tard suivant l'état du blessé.

Nous allons dire un mot à part des GRANDS TRAUMATISMES DES EXTRÉMITÉS.

Ici, il n'y a pas la moindre discussion, c'est la conservation à outrance, l'embaumement dans toute sa rigueur qu'il faut encore tenter.

Il ne faut pas hésiter à endormir le malade pour embaumer la partie blessée, comme nous l'avons dit plus haut, et on est étonné du peu de dégâts relatifs que des broiements complets donnent après guérison. C'est surtout à la main que le blessé retirera de grands avantages d'une abstension systématique.

Voici en autre deux observations assez instructives pour que nous nous permettions de les résumer :

Le nommé A. M..., âgé de trente-cinq ans, régleur aux chemins de fer du Nord, entre, le 7 mars 1898, à l'hôpital Lariboisière. Il vient d'avoir le pied droit écrasé par un wagon. Le métatarse et une partie du tarse sont littéralement broyés.

Le 8 mars au matin, sous l'anesthésie, je pratique

l'embaumement méthodique du pied en suivant les règles que j'ai indiquées plus haut. Le lavage et le nettoyage des parties contuses furent des plus difficiles à cause des décollements et des anfractuosités.

La température ne monta pas un seul instant. Une quinzaine de jours après, un nouveau pansement semblable au premier, mais sans chloroformisation, fut pratiqué, et petit à petit on vit les parties sphacélées se détacher d'elles-mêmes et laisser bientôt place à une plaie de très bonne nature, au milieu de laquelle quelques saillies osseuses se montraient.

Ces saillies furent réséquées, ainsi qu'une pointe malléolaire qui menaçait de percer la peau, et à l'heure actuelle, 2 août, la plaie est presque cicatrisée.

Certes, le traitement a été long, le moignon est un peu en équinisme, et peut-être sera-t-il nécessaire de redresser le pied par une ténotomie, ou de permettre au talon d'appuyer sur le sol, en supprimant un peu de ce qui reste du pied; mais il n'en est pas moins vrai que cet homme est sûr de marcher sur son calcanéum intact doublé d'une plante normale, résultat que n'aurait certes pas donné l'amputation.

Voici un second exemple :

Un ouvrier entre à l'hôpital Lariboisière le 18 juillet 1898. Il vient d'être victime d'un accident malheureusement trop commun. Il a eu la main broyée dans un engrenage. L'auriculaire et l'annulaire ont disparu; le médius tient à peine et l'index est ballant. De plus, la paume de la main a été divisée en deux. Il y a une légère hémorragie. On lave avec le plus grand soin possible, on désinfecte les plaies et on embaume la main; mais la technique que nous avons recommandée tout à l'heure ne peut être intégralement suivie, car en mon absence le malade n'a pas été anesthésié.

Aussi, le quatrième jour, la température monte-t-elle. Je lui prescris alors des bains au sublimé dans lesquels il laisse sa main pendant deux heures, et la température tombe.

Au bout de quelques jours, les plaies contuses ont bonne tournure, et il sort de l'hôpital dans les premiers jours d'août, sans être complètement guéri, mais avec un index qui commence à esquisser des mouvements vers le pouce, et d'ores et déjà on peut être certain qu'il conservera le fonctionnement de ces deux doigts.

C'est là un cas de pratique courante, mais nous avons tenu à le citer pour montrer une fois de plus ce que peut donner la conservation.

B. **Il y a une hémorragie artérielle.** — Deux cas peuvent encore se présenter :

a) *L'hémorragie n'est pas sous la dépendance de la section de l'artère principale du membre;* elle peut de plus être arrêtée à l'aide de pinces à forci-pressure que remplaceront des ligatures.

L'amputation est contre-indiquée dans ces sortes

de lésions, car l'hémostase peut être faite et la nutrition de toutes les parties du membre situées au-dessous de la plaie est assurée. Il faut donc tenter la conservation à outrance. A cet effet la technique que nous avons donnée plus haut sera suivie point à point. Le membre sera embaumé et aura les plus grandes chances d'être sauvé.

b) *L'hémorragie est sous la dépendance de la section de l'artère principale du membre*, ou bien encore l'hémorragie provient de sources multiples, et la contusion des parties empêche de trouver le point qui donne ou de placer une pince à demeure qui tienne.

Ici, il n'y a pas de discussion possible, c'est l'amputation immédiate qu'il faut pratiquer, car elle seule peut permettre d'arrêter l'hémorragie; elle seule met aussi le blessé à l'abri de l'infection que doit occasionner la gangrène totale du membre.

Il est bien entendu que, sous peine de s'exposer à la gangrène du lambeau, il faudra se porter bien au-dessus de la lésion, de façon à amputer dans des tissus bien vivants. Il faudra encore faire tout le nécessaire pour occasionner le moins de shock possible, c'est-à-dire aller vite, réchauffer son malade et user des injections de sérum qui seront continuées pendant les jours qui suivront.

L'amputation immédiate est donc formellement indiquée quand les pulsations artérielles ne sont plus senties dans le segment du membre situé au-dessous de la lésion.

Elle l'est encore quand on se trouve en face d'une hémorragie incoercible.

Elle l'est enfin lorsque le blessé vous est amené avec des accidents de septicémie gangréneuse, de gangrène foudroyante, facilement reconnue à la présence de gaz, à la marche envahissante de l'infection, à l'odeur des produits excrétés par la plaie.

Si on peut arriver à temps et s'il reste encore du côté de la racine du membre assez de tissus pour amputer dans une région saine, il n'y a pas à hésiter, il faut agir le plus rapidement possible. Si tout le membre paraît pris ou que le patient ne soit pas en état de supporter une amputation, on se contentera d'un pis-aller, c'est-à-dire de débridements multiples, larges et profonds faits au thermocautère.

Terminons en disant qu'à l'heure actuelle une injection de sérum antitétanique devra être pratiquée chez tous les sujets ayant été victimes d'un grand traumatisme avec plaie.

Cette injection est inoffensive, et il est dûment prouvé qu'elle met à l'abri du tétanos, complication si fréquente dans ce genre de blessures.

Une seule injection de 10 grammes de sérum antitétanique que nous fournit l'institut Pasteur, doit suffire.

TABLE DES MATIÈRES

CHAPITRE PREMIER

TRAUMATISMES DU CRANE

Traitement des fractures du crâne par enfoncement... 2
— — étoilées sans enfoncement... 5
— des épanchements sanguins intra-craniens. 6
Traumatismes de la base ... 13
Traitement des plaies pénétrantes de la voûte du crâne
par balles de revolver. ... 15

CHAPITRE II

CORPS ÉTRANGERS DE L'ŒSOPHAGE

Traitement des corps étrangers de l'œsophage ... 32

CHAPITRE III

OPÉRATIONS D'URGENCE EN CAS D'ASPHYXIE

Traitement des corps étrangers des voies aériennes ... 41

CHAPITRE IV

CHIRURGIE D'URGENCE DE L'APPAREIL CARDIO-PULMONAIRE

Traitement des plaies de poitrine par instruments tranchants 46
Traitement des plaies de poitrine par balles de revolver. 51

CHAPITRE V

AFFECTIONS TRAUMATIQUES DE L'ABDOMEN

Traitement des plaies de l'abdomen par instruments tranchants et piquants. 61
Traitement des plaies de l'abdomen par balles de revolver. 76
Contusions de l'abdomen. 89

CHAPITRE VI

AFFECTIONS AIGUES DE L'ABDOMEN

Traitement des péritonites génitales aiguës 113
— de l'appendicite. 118
— de la péritonite par perforation.. 137
— de la péritonite suppurée 158
— de l'occlusion intestinale. 164
— des hernies étranglées. 220
— de la hernie inguinale étranglée. 223
— de la hernie crurale étranglée. 244
— de la hernie ombilicale étranglée 248
— de la hernie obturatrice étranglée. 253

CHAPITRE VII

VOIES URINAIRES

Traitement des plaies du rein. 257
— des plaies de la vessie. 262
— des déchirures de la vessie. 265
— des ruptures de l'urètre. 271

CHAPITRE VIII

CHIRURGIE D'URGENCE DES MEMBRES

Traitement de l'hémorragie   279
    —   des plaies des nerfs.   285
    —   des plaies des tendons..   287
    —   des plaies articulaires.   291
    —   des grands traumatismes des membres. . .   295

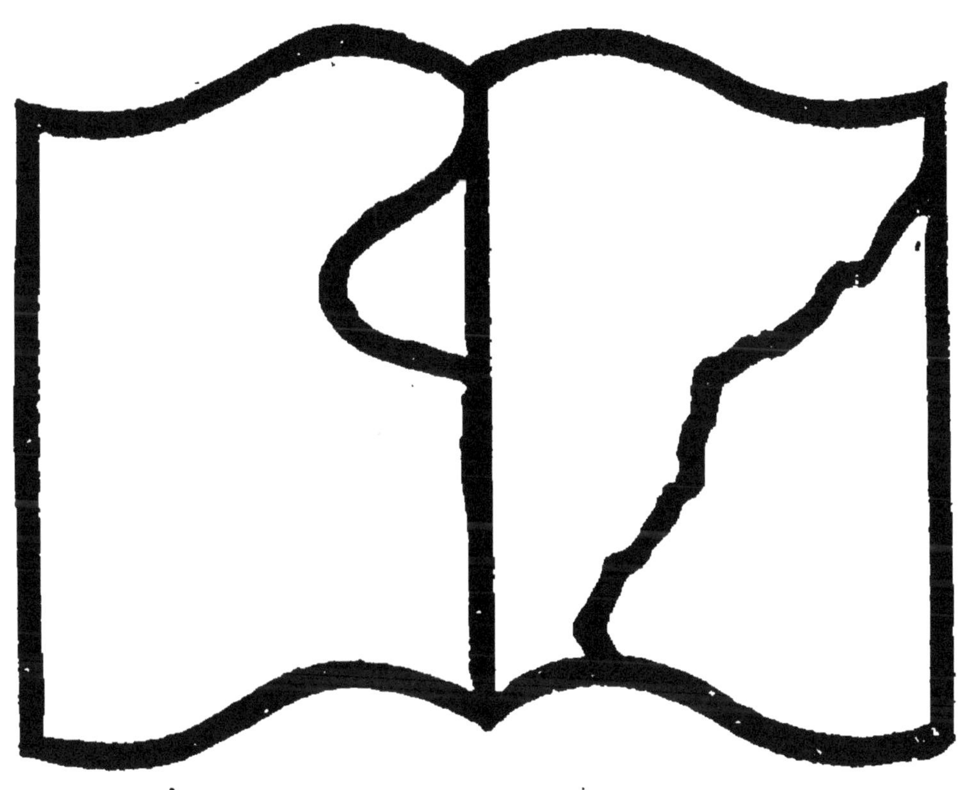